KB171005

젊음을 유지하고 건강하게 사는

백년 식사

의사가 알려주는 최강의 식사법

젊음을
유지하고
건강하게 사는

백년 식사

마키타 젠지 지음 | 이선이 옮김

이너북 INNERBOOK Life

들어가며

당신이 몇 살이어도 상관없다!
지금부터 시작하면 젊어진다

40세가 넘어가면 생기 있던 피부는 칙칙해지고 20~30대 시절보다 많이 먹지 않아도 쉽게 살이 찌게 된다. 운동을 하려고 해도 시간을 내기 어려운 사람들도 있다. 가정주부라고 해도 아이들을 돌봐주다 보면 시간을 내서 운동하기 쉽지 않다. 이렇게 시간이 흐르다 보면 탄탄했던 몸매 역시 살들로 주체할 수 없게 된다. 살만 찌면 다행이지만 고혈압, 당뇨병, 고지혈증, 협심증, 뇌졸중, 알코올성 간질환, 퇴행성 관절염, 악성 종양 등의 생활습관병에 걸리기 쉬워진다.

현대 의학의 발달로 인간의 수명이 길어지고 있다. 하지만 무병장수가 아닌 유병장수의 시대에 들어섰다. 건강하게 오래 살 수 있는 방법은 없는 것일까? 늙지 않고 건강하게 살 수는 없을까?

같은 나이의 사람이어도 어떤 사람은 젊어 보이고, 또 어떤 사람은 자신의 나이보다 많이 늙어 보인다. 겉모습이 늙었다면 몸속도 늙었을까?

나는 노화 메커니즘에 대해 30년간 연구를 해오고 있다. 최신 연구에 따르면 몸의 노화는 어떤 공통된 메커니즘에 의해서 일어난다는 것을 알게 되었다. 노화는 당화가 일으키는 AGE(Advanced Glycation End-products, 최종당화산물)에 의한 것으로 앞으로 상세하게 이야기하려고 한다.

세계 곳곳의 장수하는 사람들의 생활상에 관련해서 연구와 조사가 이루어지고 있다. 그중에서 몇 가지의 결과가 밝혀졌다. 원래 유전적으로 체질이 다른 사람들이 모였지만 오래도록 건강하게 사는 사람이 많은 지역과, 이외는 빈대로 아파서 누워만 지내는 사람이나 일찍 죽는 사람이 많은 지역으로 나뉜다는 것. 선천적인 체질보다는 식사를 비롯해 생활 습관이 장수와 큰 관련이 있다는 점이 밝혀졌다.

일본의 오키나와는 인간의 수명을 기준으로 두 개의 집단이 존재한다. 먼저 장수로 유명한 북부 지역이다. 100세 이상 사는 사람들이 많은 곳으로 두부와 여주를 일상적으로 섭취하는 등 전통적인 식생활을 유지하고 있다. 뒤에서 더 자세하게 이야기하겠지만, 콩에는 폴리페놀의 일종인 이소플라빈이 풍부하게 들어있다. 이소플라빈은 여성호르몬과 흡사한 역할과 함께 항산화 작용도 일으킨다. 또한 울퉁불퉁한 도깨비 방망이처럼 생긴 여주는 쓴맛이 강하지만, 혈당조절에 효능이 있어 당뇨 환자를 위한 건강식품으로 유명하다. 이런 음식을 주로 먹는다면 우리 몸은 어떻게 변할까? 이미 이 지역의 사람들의 수명으로 답을 한 것 같다.

이와는 반대로 남부 지역은 미국 문화의 영향을 크게 받아 패스트푸드나 통조림 햄을 많이 소비하고 있다. 더불어 비만 인구도 늘어나고 있다. 게다가 심장 질환으로 인해 비교적 젊은 나이에 죽음을 맞이하는 사람이 가장 많은 곳이기도 하다. 패스트푸드에 어마어마한 양의 AGE가 들어있기 때문이다.

이 책은 어떻게 하면 겉모습도 젊고, 몸속도 젊고, 건강하게 살아갈 수 있을지 알기 쉽게 전하려고 한다. 1장에서 AGE란 무엇인지, 잘못된 식사로 인해 늙고 병드는 삶에 대해 이야기한다. 2장은 살이 찌는 매커니즘에 관해 설명했다. 고기를 많이 먹는다고 살이 찌지 않는다. 주범은 탄수화물이다. 3장은 건강을 위해서 섭취해야 할 30가지 식재료와 제대로 먹는 방법을 정리했다. 마지막으로 4장은 늙지 않는 사람들이 지키는 10가지 규칙을 담았다.

이 책을 통해 모쪼록 오래도록 젊음을 유지하고 건강하게 늙기 바란다. 그러기 위해서는 장수하는 사람들이 무엇을 먹고 어떻게 살고 있는지 제대로 살펴봐야 한다.

"무엇을 먹을까?"

"어떻게 먹을까?"

"일상생활에서 무엇을 신경 써야 할까?"

당신이 지금 몇 살인지는 중요하지 않다. 오늘부터 당신이 달라진다면 당신의 신체 역시 달라질 것이다. 내 클리닉에 찾아온 환자 중 60대 이상인 사람도 꽤 젊어졌다.

이 책은 반드시 당신의 건강과 장수에 도움이 될 것이다. 그리고 10년 후 지금보다도 더 젊음을 유지하기 바란다.

AGE 마키타 클리닉 원장

마키타 젠지

당신은 자신의 실제 나이보다 젊어 보인다?
아니면 나이 들어 보인다?

자신이 젊어 보인다고 생각하는 사람이 의외로 많다. 과연 그럴까? 당신이 얼마나 늙어 보이는지 알기 위해 체크 시트를 준비했다.

1. 튀김, 돈가스 등 튀김 종류를 좋아한다.
2. 고기는 주로 스테이크나 불고기로 먹는 것을 좋아한다.
3. 생선은 회보다 구이를 좋아한다.
4. 샐러드를 먹지 않는다.
5. 달고, 맵고, 짠 음식 등 자극적인 것을 좋아한다.
6. 같은 연령대보다 주름이나 기미가 신경 쓰인다.
7. 흡연자이거나 전에 흡연자였던 사람이다.
8. 젊었을 때는 포동포동했다.
9. 젊었을 때 해수욕하면서 피부를 태운 적이 많다.
10. 건강진단을 받으면 당뇨병이나 혈당치가 높다고 한다.
11. 외출 시에는 자외선 차단제를 잘 바르지 않는다.

결과를 확인해보자!

체크 시트에서 자신에게 해당하는 것이 3개 이상인 사람은 몸의 당화가 진행되고 있다. 이미 노화 물질인 AGE가 체내에 축적되어 있을 가능성이 매우 높다. 이 상태가 계속된다면 수년 후에는 기미 및 주름이 늘어 날뿐만 아니라 암, 당뇨병, 인지증 등 위험성이 높다.

하지만 포기하지 말자. 먼저 사람의 노화와 관련해 메커니즘을 제대로 알고 나서, 이 책에서 추천하는 늙지 않는 식사법으로 생활 습관을 바꾼다면 당신이 몇 살이어도 지금보다 젊어질 수 있다.

Contents

2장

살이 찌는 것은 지방이 아니라 탄수화물 탓

3장

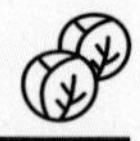

언제까지나 젊게 살고 싶다면 반드시 섭취해야 할 음식

4장

늙지 않는 사람이 반드시 지키는 10가지 규칙

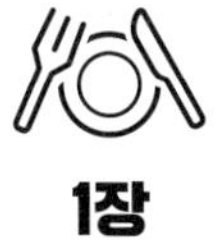

1장

잘못된 식사 때문에 늙고 병에 걸린다

노화의 진짜 원인을 찾았다

인간은 태어나면서부터 늙기 시작한다. 몸을 늙게 만드는 것이라고 들었을 때 제일 먼저 무엇이 떠오르는가? 노화를 질병으로 보고 연구하는 항노화의학에서 지금까지 주목해온 것은 '산화'였다.

산화에 관련해서는 오래전부터 연구를 통해 많은 것이 밝혀졌다. 사과의 껍질을 벗겨서 놓으면 표면이 갈색으로 변한다. 그 이유는 사과의 표면이 산소와 만나 '산화 작용'을 하기 때문이다. 이처럼 끊임없이 산소가 들어오는 일이 우리 몸에서도 일어난다. 산화하는 과정에서 세포에 손상을 입히는 '활성산소'가 만들어진다. 산소는 우리가 살아가는 데 꼭 필요한 것이지만 받아들인 산소 중에 2~3퍼센트 정도 활성산소가 된다. 그로 인해 우리 몸은 노화되는 것이다.

한편 산화 이상으로 문제시되고 있는 '당화'는 '몸이 탄 상태'라고 생각하면 된다. 탄수화물로 이루어진 팬케이크를 프라이팬에 노릇노릇 구우면 맛있는 음식이 된다. 하지만 노릇노릇하게 구워지는 것이 반드시 좋은 현상은 아니다. 이것이 바로 당화이며 우리 몸에서도 같은 일이 발생하고 있다.

산화 → 몸이 녹스는 상태

당화 → 몸이 탄 상태

당화는 단백질이나 지질이 포도당과 결합함으로써 품질과 성능이 떨어지는 반응을 말한다. 단백질이나 지질이 포도당과 결합하면 AGE(Advanced Glycation End-products, 최종당화산물)이라는 나쁜 물질이 생긴다. 이렇게 생성된 AGE는 몸속에 점점 쌓이면서 온갖 질병을 촉진하고 노화를 일으킨다.

피부의 기미나, 주름 등 눈에 보이는 곳의 노화뿐만 아니라 암이나 동맥경화, 골다공증, 알츠하이머, 백내장 등 나이가 많을수록 걸리기 쉬운 병도 AGE가 원인이다. 노화의 최대 원인은 산화뿐만 아니라 당화에 의해 생기는 AGE이다. 이것이야말로 인류 최대의 적이라고 할 수 있다.

맛있는 음식의 노릇노릇한 색깔에 주의!

당화에 의해 생기고, 노화에 깊이 관여된 물질인 AGE는 도대체 어떤 것일까? AGE라는 이름은 영어명의 Advanced Glycation End-Products에서 머리글자를 딴 것으로 우리말로 좀 어렵지만 '최종당화산물'이라고 한다.

포도당이 단백질과 결합해서 생성되는 물질의 최종반응물이다. 특히 고열을 가하면 AGE는 대량으로 발생한다. 최종이라는 말부터 이미지를 연상할 수 있듯이, 한 번 생성된 AGE가 원래의 단백질과 포도당으로 돌아가는 일은 절대 없다. AGE야말로 활성산소를 능가하는 노화의 주범이다.

그렇다면 단백질과 포도당을 동시에 가열한다면 어떻게 될까? 예로 든다면 모두가 좋아하는 요리인 튀김, 스테이크, 빵, 케이크, 토스트, 타코야끼 등등 이들의 공통점은 무엇일까?

노릇노릇 타서 그을린 색깔을 띠고 있다. 이런 노르스름하게 구운 빛깔이 들어갈 때 생기는 것이 AGE이다. 이 구운 빛깔을 메일라드 반응Maillard reaction이라고 부른다. 메일라드 반응은 식품의 맛이나 향, 보존에 영향을 준다. 특히 메일라드 반응은 네 가지 특징이 있다.

노르스름한 황갈색을 띤다

반짝이는 윤기가 있다

단백질을 결합시키는 작용을 한다

AGE로 변한 단백질은 몸속에 오래 남아 있는다

요리 중에 북경오리를 본 적 있다면 메일라드 반응을 쉽게 유추해 볼 수 있다. 북경오리는 뜨거운 오븐에서 가열한 요리다. 특히 겉면이 노릇노릇 구워져서 캐러멜 같은 갈색에 반짝이는 윤기를 띠고 있어서 더욱더 먹음직스럽게 보인다.

바로 이것이 메일라드 반응으로, 갈색 부분에 AGE가 대량 함유되어 있다. 된장이나 간장도 콩 단백질의 당화 반응으로 만들어지는데, 여기에도 AGE가 많이 들어있다.

다만, 푸딩의 캐러멜소스와 같이 포도당만 가열해서는 AGE가 생기지 않는다.

<AGE 발생 과정>

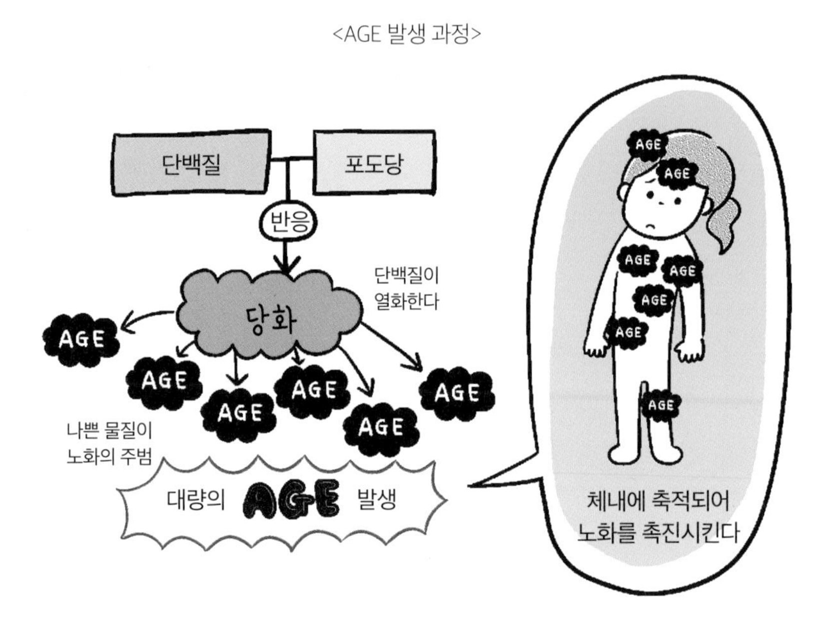

노화가 진행되기 쉬운 곳은 어디?

당화에 의해 생기는 AGE는 우리 몸 전체에 단백질을 쌓이게 해서 악영향을 끼친다. 신체 중에서 특히 AGE가 쌓이기 쉽고 노화가 진행되기 쉬운 곳이 있다. 피부의 토대나 관절연골을 만드는 콜라겐 섬유다.

전신의 단백질로 축적된 AGE는 신진대사에 따라 교체될 때 같이 사라진다. 예를 들면, 혈액 속에 있는 단백질은 수분에서 길게는 수개월 동안에 걸쳐 교체된다. 피부의 표면은 40~50일에 걸쳐 교체된다. 그 때문에 혈액이나 피부의 표면은 노화의 영향을 비교적 받지 않은 곳이라고 말할 수 있다.

한편 신진대사의 속도가 느린 곳은 AGE가 계속해서 쌓이기 때문에 노화가 진행되기 쉬운 부분이다. 피부 깊숙이 있는 진피나, 혈관을 만들고 있는 콜라겐 섬유는 신진대사로 교체되는 데 평균 14~15년 정도 걸린다.

반면 안구의 수정체를 구성하고 있는 크리스탈린Crystallin이나 관절연골을 만드는 콜라겐은 평생 교체되지 않는다. 한 번 진행된 AGE화가 원래대로 돌아올 일은 없다. 즉 노화가 진행되기 쉬운 부분이다.

당화로 인해 AGE가 축적되면 탄력성이나 유연성을 유지하는 기능이 저하된 콜라겐 섬유가 몸속에 머물게 된다. 콜라겐 섬유는 신체의 뼈나 장기, 혈관 등에 포함돼 몸속에 있는 단백질 전체 중 거의 30퍼센트를 차지하고 있다.

우리 몸은 수분을 제외하면 대부분 단백질과 지질로 이루어져 있다. 그렇기 때문에 포도당이 남아도는 상황이 얼마나 좋지 않은 일인지 알 수 있을 것이다.

AGE 진행으로 인한 그 해는 전신에 걸쳐 이루어진다고 할 수 있다. AGE에 관한 피해는 다음장부터 설명하겠다.

피부와 머리카락의 젊음은 어떻게 결정되는가?

언제까지나 젊게 보이고 싶은 마음은 누구나 소망하는 것이다. 인간의 젊음을 좌우하는 것은 피부와 머리카락이다.

지금까지 기미나 주름, 늘어짐(처짐) 등의 노화는 자외선 등 외적인 요인에 의해 발생했다고 생각했지만, 내적인 요인인 당화의 진행이 가장 큰 원인이라는 것이 최근 밝혀졌다. 상세히 설명하기 전에 피부의 구조를 알아보도록 하자.

피부는 표피, 진피, 피하조직, 이렇게 3개의 층으로 이루어져 있다. 피부의 노화에 관여하는 것이 표피와 진피다. 0.2밀리미터 정도의 두께인 표피는 가장 바깥쪽의 표면을 덮는 세포층을 말한다. 가장 안쪽에서 생겨난 세포가 새로운 표피를 만들어 가장 바깥쪽에 있는 오래

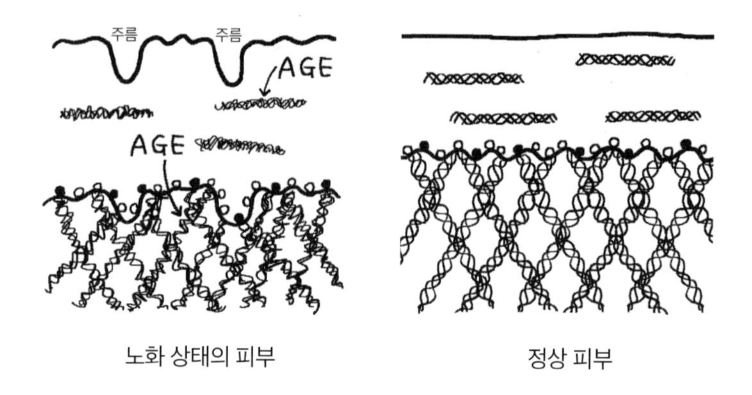

노화 상태의 피부　　　　정상 피부

된 세포를 밀어내는 '턴오버Turn Over'를 반복하고 있다. 이 주기는 보통 40~50일 정도 걸린다. 표피의 바로 아래에 있는 진피의 두께는 보통 1~5밀리미터로 표피의 약 10~40배도 정도이다. 그중에서 70퍼센트를 차지하고 있는 것이 콜라겐 섬유다. 피부의 탄력을 유지해주는 열쇠이며, AGE의 영향을 받기 쉬운 장소다.

피부의 노화를 방지하기 위해서는 표피와 진피를 당화의 진행에서 지키는 것이 매우 중요하다. 이상적인 피부는 얇고 매끈한 표피, 적당한 두께와 탄력성 있는 진피와의 조화로 이루어진다. 그런데 AGE가 진행되면 두껍고 꺼칠꺼칠한 표피가 얇아져 탄력성을 잃은 진피 위에 올라가 있는 상태가 된다. 콜라겐이 자유롭게 움직이기 어렵게 되어 탄력을 잃게 된다. 거기에 주름이 생기고 AGE가 쌓인 곳에는 갈색 얼룩이 생긴다. 이것이 피부의 노화 현상이다.

피부의 노화를 멈출 수 있다?!

우리가 나이를 먹듯 피부 역시 탱탱하고 탄력 있던 피부가 주름지고 늘어지게 된다. 하얗게 투명하게 비치는 듯한 맑은 피부는 누렇고 칙칙하게 변하게 된다. 이렇게 주름이 지고 살이 늘어지는 등 이 모든 것이 바로 노화의 사인이다.

실은 노화도 당화의 진행과 크게 관련이 있다. 피부의 늘어짐과 당화에 인과관계가 있는 것에 대해서는 2008년에 세계적인 화장품 회사인 에스티로더에서 연구결과를 발표했다. 피부의 칙칙함과 당화의 관계에 대해서 2009년 일본의 폴라POLA에서도 발표했다.

피부가 누렇고 칙칙한 것은 자외선을 많이 받아서 피부의 표면에 멜라닌 색소가 쌓인 것과 진피 세포의 당화가 진행되었다고 할 수 있다. 자외선은 AGE의 양을 크게 늘리기 때문이다. 빵이나 고기 등이 익으면 맛있게 보이는 노르스름한 색을 띤다. 앞에서 설명했듯이 맛있게 보이는 음식 표면의 다갈색에 다량의 AGE가 포함되어 있다. 그 때문에 당화가 진행되면 피부도 누렇게 변한다.

폴라의 연구에서 알 수 있듯이 연령이 높을수록 진피의 AGE 축적량이 증가한다. 즉, 아무런 대책을 하지 않으면 시간의 흐름과 함께 AGE가 쌓여서 피부는 늘어지고, 누렇게 변한다는 것이다. 아무리 고가의 화이트닝 화장품을 쓴다고 해도 당화의 진행을 막지 않는다면 피부 전체가 누렇게 칙칙해지는 노화는 피할 수 없다.

고령자에게 많이 보이는 기미, 즉 노인성 색소반도 당화의 진행이 원인이다. 기미에도 AGE가 대량 포함되어 있다.

더욱이 가네보우 화장품의 최신 연구에서 표피에는 AGE가 많이 축적되어 있다는 것을 알 수 있다. 즉, 40~50일 안에 새로운 표피로 교체되는데, 이때 케어를 바르게 실행한다면 피부 노화 중 일부는 멈출 수 있다고 한다.

뼈가 약해지는 진짜 이유

고령인 여성들이 많이 걸리는 골다공증Osteoporosis이나 변형성 관절증Osteoarthritis에도 당화가 깊이 관련되어 있다. 뼈에도 콜라겐이 많이 함유되어 있기 때문이다.

뼈는 무게로 약 절반을 차지하는 콜라겐 섬유를 바탕으로 칼슘, 마그네슘 등의 미네랄 성분이 딱딱하게 결정된 것이다. 미네랄 성분(뼈의 양)이 줄고, 뼈에 강도가 약해져서 골절을 일으키기 쉬운 상태가 골다공증이다.

그럼 왜 골양이 줄어드는 것일까? 여기에도 노화물질인 AGE가 크게 관여하고 있다.

콜라겐 섬유는 세 가닥이 서로 얽혀 있는 구조로 구성되어 있다. 그

래서 강도와 탄력을 유지할 수 있는 것이다. 얽혀 있는 세 가닥 중 두 가닥의 콜라겐 섬유 사이에 AGE가 생기면, 강도가 약해지고 탄력성도 떨어져 쉽게 끊어지거나 터지게 된다. 이로 인해 뼈의 토대는 무르거나 딱딱해지면서 변형을 가져온다.

게다가 AGE는 뼈를 만드는 세포에도 달라붙어 버린다. 그러면 뼈에 칼슘 등의 미네랄 성분이 침착하기 어려워져 결론적으로 뼈는 단단함을 잃어 약해진다.

AGE로 인해 변형성 관절증이 발생하기도 한다. 특히 60세 이상 노인들 중 네 명에 한 명꼴로 괴로움을 겪고 있다. 변형성 관절증은 무릎이나 고관절 등의 연골이나 조직이 변형되어 만성적인 염증이 계속돼 통증이 동반되는 병이다.

관절의 콜라겐이 교체되는 데 걸리는 시간은 117년. 아무것도 안 한다면 AGE는 계속 진행될 뿐이다.

혈관은 어떻게 노화가 진행되는가

인간의 몸은 37조 개가 넘는 세포로 되어 있다. 이렇게 많은 세포의 하나하나마다 쉴 새 없이 산소와 영양소를 보낼 수 있는 것은 바로 혈액과 혈관 덕분이다. 혈관의 노화에도 AGE가 큰 영향을 끼친다. 몸속의 수많은 혈관 중 특히 동맥이 가늘어지거나, 딱딱해지고, 막히는 것이 노화의 원인이 된다. 혈관의 기능이 저하되어 몸 전체에 분포되어 있는 세포에 에너지 공급이 막히면서 노화가 진행되는 것이다.

혈관 역시 피부처럼 콜라겐 섬유라는 단백질로 구성되어 있다. 앞에서 얘기했듯이 단백질에 AGE가 쌓임으로써 혈관은 탄력과 생기를 잃고 무르고 딱딱해진다.

그러나 무서운 것은 그뿐만이 아니다. '동맥경화'의 진행에도 AGE

가 깊이 관여하고 있다는 것이다.

동맥경화란 심장에서 온몸에 혈액을 보내는 동맥의 혈관 내벽이 딱딱해지거나 두꺼워져 혈류가 정체된 상태를 말한다. 혈관에 나쁜 콜레스테롤이 쌓이면 동맥경화를 일으킨다고 들은 적이 있을 것이다. 혈관에 쌓인 나쁜 콜레스테롤에 달라붙어 동맥경화를 일으키는 것이야말로 바로 AGE다.

동물 체내 모든 조직에 분포하여 면역을 담당하는 세포가 있다. 대식세포Macrophage는 침입한 세균 등을 잡아서 소화하여, 그에 대항하는 면역정보를 림프구에 전달한다. 하지만 나쁜 콜레스테롤과 AGE가 결합되면 이런 대식세포를 격퇴한다. 그 잔해가 동맥의 벽에 부풀어 오르듯이 부착된다. 벽에 붙은 덩어리는 점점 커져서 혈관의 내벽을 좁히거나 피 덩어리(혈전)가 되어 혈관을 막히게 한다. 즉, 콜레스테롤 수치가 높은 것이 동맥경화의 원인이 아니고 AGE화한 콜레스테롤이 문제를 일으키는 것이다.

백내장과 인지증을 일으킨다

나이를 먹으면서 시력이 저하되는 것은 어쩌면 자연스러운 현상이다. 하지만 희미하게 보이거나, 흐릿하게 보이거나, 밝은 곳에서도 눈이 부시는 등 보기 힘든 이러한 증상들은 백내장의 전조 현상이다.

백내장은 45세 이상이 되면 증가하는 병이다. 노화가 원인으로 밝혀진 노인성 백내장도 실은 당화가 깊이 관련되어 있다.

평생 한 번도 교체되지 않는 단백질이 있다는 것은 이미 이야기했다. 그중 하나가 안구의 수정체인 크리스탈린이다. 이 크리스탈린은 나이가 들거나, 자외선 때문에 당화되어 AGE가 증가한다. 그러면 수정체가 혼탁해진다. 당화의 진행을 얼마나 늦출까가 백내장을 막는 데 중요하다.

인지증의 원인에도 당화가 관련되어 있다. 인지증의 약 80퍼센트는 알츠하이머병에 의해 생긴다. 유전적인 것은 전체에서 거의 0.1퍼센트 정도다. 그 이외에는 오랫동안의 생활습관에 따른 AGE화가 영향을 준다고 볼 수 있다.

치매를 일으키는 가장 흔한 퇴행성 뇌질환으로 서서히 발병하여 기억력을 포함한 인지기능의 악화가 점진적으로 진행되는 병이 있다. 좀 어렵지만 알츠하이머병은 베타 아밀로이드 단백질이 가는 섬유를 만들어서 뇌의 신경세포 바깥쪽에 쌓인다. 신경세포의 안쪽에도 두 개의 나선모양의 단백질이 쌓이는데, 이로 인해 신경세포가 손상되어 발생하는 뇌질환이다. 이 단백질에 AGE가 보인다는 보고가 있다.

당화가 노화에 관여한다는 상황 증거는 많이 볼 수 있다. 예를 들어, 당뇨병에 걸린 사람은 인지증에 걸리기 쉽다. 당뇨병성 인지증이라는 병명을 붙이면 어떨까 한다. 당뇨병이 있는 사람은 혈당치가 높다. 그 이유로는 AGE가 대량 생성되기 때문이라고 생각한다.

매일 하는 식사가 사람을 늙게 한다!?

지금까지 나이를 먹으면 어쩔 수가 없다고 하는 많은 병이 당화에 의해 생겼다는 것을 알 수 있다.

그럼 당화가 진행돼 쌓이는 AGE는 어디서 생성되는 것일까? 매일 조금씩 몸속에서 화학반응이 일어나지만 실은 음식물에도 함유되어 있다. 식사할 때 AGE는 몸속에 축적된다. 식품에 함유된 AGE 중 10퍼센트 정도 소화 과정에서 분해되지 않고 체내에 남는다. 소화되지 않았던 AGE는 장에서 흡수되어 몸 전체에 축적된다.

신장이 잘 기능되고 있다면 AGE의 대부분 소변과 함께 체외로 배출되지만 건강한 사람이라도 최종적으로는 섭취한 양의 0.6~0.7퍼센트는 체내에 남는다. 걱정될 정도의 수치는 아니라고 생각하기 쉽지만 1일 3회의 식사를 1년 동안 하면 1,000회를 넘는다. 게다가 한 번 체내에 축적된 AGE를 자력으로 배출할 수단은 거의 없다.

말 그대로 먼지도 오랜 기간에 걸쳐 쌓이면 산이 되는 것처럼 점점 노화가 빨리 진행되고 만다. AGE의 양은 식재료에 함유된 양뿐만 아니라 조리방법이나 식사 시간 그리고 어떻게 먹는가에 따라 변화가 많다.

식사가 얼마가 중요한지 들어서 알고 있지만 마음으로 깨달아야 한다. 올바른 지식으로 매일 어떻게 식사를 해야 할지를 고민하는 사람과, 고민하지 않는 사람은 노화의 속도에서 큰 차이가 있다. 같은 나이라 해도 젊고 생기가 넘치는 사람이 있는가 하면 그렇지 않는 사람이 있는 것은 매일 우리가 먹고 있는 식사가 큰 원인이다.

이제부터는 늙지 않기 위해서 반드시 피해야 할 음식을 소개하려고 한다.

노화를 진행시키는 나쁜 음식 3가지

음식에 따라 AGE의 함유량은 크게 변한다. 우선 AGE를 대량 함유된 식품을 피하는 것이 매우 중요하다.

프랑크푸르트 소시지

베이컨

프라이드포테이토

아침이나 브런치에 간편하게 먹는 프랑크푸르트 소시지와 베이컨은 실제로 많은 양의 AGE을 함유하고 있다.

생고기보다 가공되어 보존하는 시간이 길어져서 먹기도 전에 이미

AGE 양이 많은 것이다. 게다가 소시지와 베이컨을 구워서 메일라드 반응을 일으켰으니 AGE의 양이 어마어마할 수밖에 없다.

AGE의 양은 KU라는 단위로 표시한다. 1일 최대가 7,000KU이다. 그런데 구운 프랑크푸르트 소시지는 1만 143KU, 구운 베이컨은 1만 1,000KU다. 1일치 권장량을 가볍게 초과하는 양이다. 오전에 가볍게 먹는 음식치고는 AGE 폭탄을 투여하는 것과 같다. 특히 바비큐파티에서 프랑크푸르트 소시지 역시 같이 굽는데, 그렇게 통째로 구워진 것에 아예 눈을 돌리지 말자.

3가지 중에서도 가장 위험한 음식

세 번째로 소개할 음식은 프라이드포테이토, 감자튀김이다. KU의 수치는 프랑크푸르트 소시지와 구운 베이컨보다는 낮지만 사람에게는 매우 위험한 음식이다.

왜 그럴까? 감자에는 아스파라긴Asparagines이 풍부하게 들어있다. 감자를 썰거나 깎으면서 감자만의 독특한 냄새를 맡은 적이 있을 것이다. 그 냄새에서 아스파라긴이 차지하는 비중 역시 적지 않다.

감자에 들어 있는 아스파라긴과 포도당Glucose이 반응하면 아크릴아마이드Acrylamide가 형성된다. 포도당 말고도 일반적으로 환원당(Reducing Sugar, 포도당, 과당, 엿당을 비롯하여 알데하이드기를 포함하고 있는 당류를 환원당이라 한다)이 있으면 아스파라긴과 반응하여 아크릴아마이드가 형성된다.

감자칩과 감자튀김에 포함된 아크릴아마이드는 뜨거운 요리 과정에서 형성된 화학물질이다. 국제적 암연구기관에서 아크릴아마이드를 신경계통에 영향을 미치고 유전자 변형을 일으키는 발암물질로 분류하고 있다. 특히 사람의 뉴런Neuron에 이상을 일으키는 물질이다. 뉴런은 신호를 전달하는 신경 세포의 기본 단위이고, 뉴런이 교란되면 마비증상이 나타나며 결국에는 죽음에 이른다.

이 아크릴아마이드라는 물질은 감자나 옥수수 등 당질을 많이 함유되어 있는 식품을 고온으로 가열하면 생긴다. 그중에서도 프라이드포테이토는 어마어마한 양을 포함하고 있다. 되도록이면 먹지 않도록 하자.

노화를 촉진하는 요리 방법

노화를 방지하기 위해서는 식재료 선택도 중요하지만 그보다 더 중요한 것이 있다. 바로 조리 방법이다. 같은 식재료라도 조리 방법에 따라 AGE양이 크게 변하기 때문이다.

가장 위험한 조리 방법은 고온에서 하는 것이다. 튀기는 경우 온도가 섭씨 170~200도이고, 오븐이나 가마 등에서 구울 경우에는 300도까지 이른다. 이처럼 고온으로 조리하면 AGE 양은 급격히 증가한다.

식재료의 AGE 양을 증가시키지 않기 위해서는 되도록 날것에 가깝게 먹는 것이 중요하다. 모든 음식을 날 것으로 먹기는 어렵다. 닭고기나 돼지고기처럼 가열하지 않고는 먹을 수 없는 경우도 있다. 가열할 때 할 수 있다면 낮은 온도에서 빠르게 하는 것이 좋다. 그 어떤 재료라도 가열하는 온도가 높고 조리 시간이 길어질수록 AGE의 양이 증가한다는 것을 잊지 말자.

노화를 방지하는 조리법이 있다

그럼 실재로 조리법에 따라서 AGE의 양은 어느 정도의 차이가 있을까? 몇 개의 예를 들어보겠다. 연어를 튀길 경우 날 것일 때의 2.5배 이상, 닭가슴살을 삶으면 날 것이 약 1.5배, 구우면 약 7.5배, 튀기면 10배 증가한다. 같은 프라이드포테이토라도 음식점에서 고온의 튀김용으로 사용해서 튀길 경우와 집에서 사용하는 기름으로 할 때 2배 이상 차이가 난다.

조리법으로 데치거나 찌거나 조림 등 물을 이용하는 것을 추천한다. 물을 사용해서 조리한다면 아무리 온도가 올라간다고 해도 섭씨 100도이기 때문이다.

기름과 함께 먹는 것이 몸에 좋은 식재료도 있지만, 이 경우는 기름으로 굽거나 볶거나 하지 않고 날 것에 가까운 상태에서 물을 사용해서 가열한 다음, 기름을 두르거나 버무려서 먹는 것을 추천한다. 그럼에도 맛과 식감을 위해 고온의 기름에 조리를 해서 먹고 싶다면, 최대한 짧은 시간에 마칠 수 있도록 하자.

생선과 고기는 먹는 방법이 따로 있다

구체적으로 어떤 음식을 먹어야 오래도록 건강하게 살 수 있을까? 날것으로 먹을 수 있다면 되도록 원재료 그대로 먹는 것을 추천한다.

채소는 신선하다면 깨끗하게 씻어서 그대로 먹자. 두부도 연두부나 생두부 위에 약간의 양념만 살짝 얹은 상태로 먹는 것을 추천한다. 어패류도 튀김이나 조림은 피하고 생선회나 카르파초(이탈리아의 애피타이저로 육류나 생선을 날 것 그대로 얇게 잘라 레몬과 올리브유를 뿌리고 나서 양파와 케이퍼 등을 올려 먹는 것) 등으로 먹자.

한국인이라면 회를 먹는 것에 거부감이 없으니 어렵지 않을 것이다. 어린이들에게 회를 주기 꺼려진다면 물에 살짝 데쳐서 약간의 양념만 더해보자.

육류도 회로 먹긴 하지만 모든 육류를 회로 먹을 수는 없다. 가열 온도와 시간을 생각해서 선택하자. 고온에서 굽거나 바비큐보다는 샤부샤부로 먹는 것이 좋다.

소고기의 경우 스테이크로 먹고 싶다면 되도록 조리 시간이 짧은 레어를 추천한다. 돼지고기는 돈가스나 구이보다 삶은 돼지고기인 수육을, 닭고기는 프라이드치킨이나 닭갈비보다는 삼계탕을 먹도록 하자.

이런 양념이 늙게 한다!

다음으로 신경을 써야 할 것은 맛을 좌우하는 조미료다. 조미료 중에는 대두의 단백질 당화를 진행시키는 간장이나 된장, 시저 드레싱 등은 AGE가 많이 함유되어 있다. 그러나 일정한 양을 사용하는 경우에는 문제가 없다.

간장에 절여서 구운 참치의 경우 아무것도 양념하지 않고 구운 참치의 6배 가까운 AGE가 있다. 간장과 설탕을 함께 넣어 볶는 조리법도 AGE가 대량으로 생성된다.

드레싱은 갓 만든 것을 추천하지만 신선하고 맛있는 채소나 어패류라면 일부러 드레싱을 사용하지 않아도 좋다. 만약 드레싱을 곁들여 먹을 거라면 엑스트라 버진 올리브유, 소금, 후추, 레몬즙을 추천한다. 3장에서 더 자세히 소개하겠지만, 특히 식초나 레몬에는 AGE를 감소시키는 효과가 있다. 그렇기 때문에 고기나 생선을 굽기 전에 뿌리거나 먹을 때 묻히거나 하자.

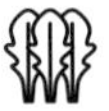

편의점에서 음식을 고르는 방법

당화는 즉, 탄 음식이라고 말했지만 실제로 AGE는 다갈색을 띠고 있다. 그러므로 갈색을 띤 음식은 당화가 진행되고 있다고 판단할 수 있다. 편의점이나 슈퍼마켓의 반찬, 도시락, 패스트푸드의 메뉴 등도 갈색인 경우가 많다.

위생적인 이유로 진한 맛을 내거나 굽고 튀기는 등 고온에서 조리하기 때문에 편의점이나 패스트푸드점의 음식은 건강에 좋지 않다는 이미지가 있다. 특히 AGE에 관련해서는 무척 좋지 않은 게 사실이다. 발암성 위험이 많다고 지적되는 프라이드포테이토는 햄버거나 콜라 등과 함께 묶어서 판매하는 경우가 많다. 이로 인해 대량의 AGE와 당질이 몸에 들어가게 된다.

커피도 제대로 마시는 방법

마지막으로 기호품에도 신경을 써야 한다. 아침에 일어나서 잠을 깨기 위해 마시는 커피 한 잔, 점심을 먹고 나서 동료들과 즐기는 담화와 함께 커피 한 잔, 업무 중에도 졸릴 때 커피 한 잔, 이렇게 무심코 마시는 커피에도 AGE가 있다. 특히 커피는 만드는 방법이나 보관하는 방법에 따라 AGE의 양이 크게 달라진다.

가장 추천하는 방법은 갓 내린 블랙커피다. 커피에 우유를 넣으면 AGE 양은 4배로 증가한다. 거기에 설탕을 넣으면 5배 특히 인스턴트 커피는 갓 내린 블랙커피에 비해 AGE 양은 3배로 높아진다.

또 커피 메이커에서 커피를 내려서 바로 마시는 것이 아니라 보온

할 경우, 1시간이 지나면 AGE의 양은 갓 내린 블랙커피의 8배 이상이 된다. 만들어 놓은 커피는 피하도록 하자.

외출해서 커피를 마실 거라면 미리 만들어 둔 커피보다는 바로 내려서 마실 수 있는 곳을 선택하자. 패밀리 레스토랑 음료의 경우 커피 추출 기계가 갖추어져 있다면 안심이다.

늙지 않는
식사의 대원칙

AGE를 전혀 섭취하지 않고 생활한다는 것은 사실상 불가능하다. 하지만 되도록 몸에 축적되지 않게 의식하면서 음식을 찾아 먹는 것만으로도 젊음을 유지하는 데 많은 차이가 있다.

하루의 AGE의 섭취량은 7,000KU까지가 적당하다. 한 끼의 식사만으로도 이미 섭취했다면 며칠 이내로 조절하는 것이 좋다. 이미 많이 섭취했다면 그 다음 식사부터는 최대한 AGE의 양이 적은 음식을 먹자. 이렇게 식단을 조절하면 괜찮다. 자세한 리스트는 이 책의 마지막에 정리했다.

우리가 주로 무엇을 먹고 있는지 한번 살펴보도록 하자. 가장 먼저 주식으로 먹는 밥과 빵, 면 등이 있다. 이미 여러 번 이야기했듯이,

빵, 케이크, 와플처럼 군침을 돌게 하는 노르스름한 색이 있는 음식에 AGE가 많이 있다. 주식 중에서도 AGE가 적은 것은 밥이다. 한 끼 식사에 평균적인 AGE의 양으로 밥과 그 외의 주식을 비교하면, 토스트는 3배, 콘플레이크는 8배, 파스타는 12배 정도 높다, 특히 빵과 케이크는 75배, 와플은 96배나 AGE를 섭취하게 된다.

다음으로 살펴볼 것은 단백질의 근원인 육류, 어패류, 유제품, 계란이다. 기본적으로 어패류보다 육류에 AGE가 많이 함유되어 있다. 육류를 먹기 위해서는 가열해야 하기 때문에 AGE의 양이 증가한다.

어패류를 가열해서 조리할 경우 육류에 비해 AGE 양은 적다. 유제품 중 치즈를 주의해야 한다. 치즈는 숙성하는 기간이 길기 때문에 AGE의 기초인 당질과 단백질이 같이 반응하기 때문이다. 우유, 요구르트, 카테치나 크림, 모차렐라 등 오랫동안 숙성시키지 않은 것은 괜찮다.

계란은 AGE의 수치가 낮은 편이어서 추천하는 식품이다. 이왕이면 기름을 두루고 가열해서 만든 계란프라이보다는 삶은 계란이나 온천란으로 먹자. 계란프라이는 삶은 계란의 약 6배 정도 AGE의 양이 증가한다.

채소나 과일은 AGE가 적게 있다. 하지만 과일을 많이 먹으면 당질을 많이 섭취하게 되므로 섭취하는 양에 주의해야 한다.

젊음의 비결은 바로 이것!

언제나 젊고 건강하게 살기 위해서는 식사를 통해 AGE가 축적되지 않도록 하는 것이 중요하다. 그러기 위해서는 AGE를 억제하는 음식을 먹어야 한다. 특히 비타민을 대표한다고 할 만한 비타민 B군 중 특히 B1과 B6에는 AGE를 억제하는 강력한 힘이 있는 것으로 밝혀졌다. 실제로 임상 실험도 이루어졌을 정도로 이미 약에 가까운 효과를 보인다고 해도 될 것이다.

비타민 B1은 피곤하거나 어깨 결림에 좋은 비타민이라고 알려져 있다. 하루 필요량은 남성이 1.4밀리그램, 여성이 1.1밀리그램이다. 비타민 B1이 부족하면 다리가 저리거나 붓고 온몸이 무기력해진다. 과거에 각기병이 유행했던 것도 비타민 B1이 부족했기 때문이다.

비타민 B1이 풍부한 음식으로는 돼지고기, 장어, 대구알, 현미, 메밀, 콩, 간, 닭고기 등이 있다. 무더운 여름철에 더위를 탄다면 이런 식품을 섭취하면 도움이 된다.

다음으로 비타민 B6의 하루 필요량은 남성이 1.4밀리그램, 여성이 1.2밀리그램이다. 비타민 B6는 장내 세균의 합성에 의해 만들어지므로 부족해질 일은 많지 않지만 항생물질의 사용으로 인해 장내 환경이 나빠질 경우에는 반드시 섭취해야 한다. 부족하게 되면 설염, 구내염, 구각염 등이 나타난다. 비타민 B6는 다양한 식품에 널리 함유되어 있는데, 특히 소고기와 닭의 간, 굴, 꽁치, 바지락, 청어, 바나나, 마늘 등에 많이 있다. 비타민 B1을 섭취하면 식품에 있는 AGE 이상으로 생성되는 것을 강력히 예방해준다고 한다. 또한 비타민 B6은 거친 피부를 개선하는 효과가 있어서 젊음을 유지하는 데 꼭 필요한 영양소다.

후생노동성이 추천하는 비타민 B1과 B6 섭취량 이상을 매일 조금씩 먹는 것만으로도 피부나 혈액 속에 AGE의 양이 저하되었다는 실험 데이터도 있다. 비타민 B1과, 비타민 B6은 강력하게 AGE를 억제시키므로 당뇨병 합병증의 치료약으로도 기대되고 있다.

비타민 B군은 수용성이므로 과도하게 섭취했다면 소변으로 배출된다. 대량으로 섭취해도 체내에 남지 않는다. 식사 때마다 섭취하도록 신경 쓰자. 비타민 B군은 서로 도우면서 작용하기 때문에 B군 모두를 함유한 보충제를 이용하는 것도 추천한다.

산화와 당화를 꼼짝 못 하게 하는 것

항산화 물질이란 체내에서 산화를 방지하는 물질의 총칭이다. 우리 몸속에서는 산화와 당화가 동시에 진행된다. 특히 먼저 당화가 일어나면 동시에 산화도 진행된다.

40세 전후부터 체내에서 산화를 방지하는 능력이 저하되기 때문에 식품으로 항산화 물질을 섭취해서 기능을 보충할 필요가 있다.

비타민 A는 소고기, 돼지고기, 닭고기의 간이나, 오징어, 계란, 버터 등에 많이 함유되어 있다. 마늘이나 시금치 등의 녹황색 채소에도 베타카로틴 형태로 함유되어 있다. 비타민 A는 세포막에 들어가 활성산소의 공격으로부터 보호해주는 장벽 역할을 한다. 단, 너무 많이 먹으면 해롭다.

동물성인 경우는 먹는 양에 신경 써야 한다. 식물성 베타카로틴은 체내에서 필요한 만큼 비타민 A로 변환되므로 걱정하지 않아도 된다.

비타민 E도 세포를 지켜주는 지용성 비타민이다. 견과류나 식물성 기름, 대구알, 은어, 장어, 서양호박, 적피망, 아보카도 등에 많이 함유되어 있다. 일반적인 식사에서 많이 섭취할 걱정은 없지만, 견과류나 아보카도는 AGE가 많은 식품이므로 섭취하는 양에 주의해야 한다.

비타민 C는 체내의 활성산소와 관련해서는 무해시키는 비타민이다. 감, 딸기, 키위 등의 과일, 브로콜리, 여주, 피망, 양배추 등의 채소, 감자류에도 많이 함유되어 있다. 수용성이기 때문에 많이 섭취하면 소변과 함께 배출된다. 과일은 당류가 많이 포함되어 있기 때문에 먹는 양을 주의해야 한다. 특히 아스파라긴이 함유된 감자의 경우 아크릴아마이드가 생성되지 않도록 조리법을 신경 써서 먹도록 하자.

폴리페놀의 우수함

미용이나 건강에 효과가 있어서 주목을 받는 폴리페놀Polyphenol에도 강력한 젊음을 되찾는 효과를 기대할 수 있다.

폴리페놀은 우리 몸에 있는 활성산소(유해산소)를 해가 없는 물질로 바꿔주는 항산화물질 중 하나로, 그 종류는 수천 가지가 넘는다. 이 가운데 비교적 널리 알려진 것은 녹차에 든 카테킨, 포도주의 레스베라트롤, 사과 · 양파의 퀴세틴 등이다. 또 과일에 많이 함유된 플라보노이드와 콩에 많은 이소플라본도 폴리페놀의 일종이다.

폴리페놀은 활성산소에 노출되어 손상되는 DNA의 보호나 세포 구성 단백질 및 효소를 보호하는 항산화 능력이 커서 다양한 질병에 대한 위험도를 낮춘다고 보고돼 있다. 아울러 항암작용과 함께 심장

질환을 예방하는 데도 도움을 주는 것으로 알려져 있다.

폴리페놀이 세계적으로 주목을 받은 계기는 레드와인 때문이다. 프랑스인은 버터나 크림 등의 동물성지방의 섭취량이 많음에도 불구하고 심장병 사망률이 낮다. 오랫동안 수수께끼였지만 연구 결과 프랑스인이 즐겨 마시는 레드와인의 폴리페놀이 동맥경화의 원인인 나쁜 콜레스테롤의 산화를 방지한다는 것을 알 수 있었다.

다음으로 추천하고 싶은 음료는 녹차다. 앞에서도 말했듯이 녹차의 성분 중 자주 듣는 카테킨 역시 폴리페놀의 일종이다. AGE를 억제하는 효과뿐만 아니라 살균작용과 나쁜 콜레스테롤을 감소시키는 역할을 한다.

최근에 주목받고 있는 것이 초콜릿에 함유된 카카오 폴리페놀이다. 레드와인보다 10배의 함유량을 자랑하며, 세계에서 오래 살기로 유명한 세계 1위인 프랑스 여성도, 세계 2위 미국 여성도 초콜릿을 많이 먹는다.

폴리페놀 외에 알아두면 좋은 게 바로 알파리포산Alpha-Lipoic Acid이 있다. 최근 한국에서 신데렐라 주사로 알려졌으며, 주성분인 티옥트산이 바로 알파리포산이다.

인체 안에서 소량으로 생산되는 지방산으로 미토콘드리아 호흡효소를 돕는 중간 길이의 지방산이다. 그동안 당뇨병성 신경증 치료제로 널리 사용되어 왔는데, 최근 알파리포산이 체내에서 식욕을 억제하고, 에너지 소비를 촉진해 체중 감소 효과를 나타낸다는 것이 밝혀졌다. 향후 항비만 효과가 검증되면, 비만 치료제로 사용할 수 있게 된다.

사실 우리 몸 세포 하나하나에 알파리포산이 존재하고 있지만, 나이를 먹으면서 체내에서 만들어지는 알파리포산 양이 줄어들기 때문에 외부에서 보충할 필요가 있다. 음식으로는 시금치, 브로콜리, 당근, 토마토 등의 녹황색 채소에도 많이 함유되어 있다.

안타깝게도 폴리페놀도 알파리포산도 한꺼번에 많이 먹는다고 지속적인 효과를 기대할 수 없다. 이 성분이 함유된 식품은 매일 먹도록 노력하자.

최근의 연구에서 주목받고 있는 것이 카르노신Carnosine이라는 항산화물질이다. 근육이나 뇌에 많이 존재한다. 식품으로는 닭고기, 가다랑어, 참치, 장어 등에 많이 함유되어 있다.

철새가 장거리를 계속 날거나, 참치가 엄청난 속도로 헤엄쳐 다니는 것도 카르노신의 파워 때문이다. 활성산소를 억제해 피로감을 개선 시켜주기 때문이다. 카르노신에는 우수한 항산화 작용이 있어서 당화된 단백질이 축적되기 전에 분해하여 배설하도록 도와준다. 피부의 주름과 기미 등을 방지하는데도 매우 효과적이다.

당질을 먹지 않아도 살아갈 수 있다

빨리 늙고 싶지 않다면, 젊음을 유지하고 싶다면 당질의 식품을 너무 많이 먹지 않아야 한다. 혈당치가 계속 높으면 혈액 중의 단백질이 속속 당과 결합하여 AGE를 발생하기 때문이다.

그렇다면 어느 정도 당질을 제한하면 좋을까? 결론부터 말하자면 당질을 전혀 섭취하지 않아도 괜찮다. 3대 영양소 중에 지질과 단백질은 체내에서 합성되지 않기 때문에 반드시 음식으로 보충해야 한다. 인간의 몸에는 당질을 축적해놓고 필요한 양을 언제든지 공급할 수 있는 구조가 갖추어져 있다. 수렵이나 나무의 열매를 채집하면서 살았던 때부터의 인체이므로 하루에도 몇 번이나 주식을 먹는 현대에서는 분명 당질을 과잉 섭취하고 있다.

달지 않은 당질을 주의하라

현대인의 식생활에서 당질을 일부러 섭취할 필요가 없다는 것은 앞에서 이야기했다.

그렇다면 구체적으로 어떻게 당질을 제한하면 좋을까? 우선 삼가해야 할 것은 과자와 청량음료 등에 함유된 포도당과 설탕, 바나나 등 과일에 듬뿍 함유된 과당이다. 포도당과 과당은 단순당질이라고 불리는데, 몸에 들어가면 바로 흡수되어 순간 혈당치를 높인다.

특히 청량음료수의 경우 벌컥벌컥 마시기 때문에 대량의 당질이 한순간에 몸에 들어간다. 과당은 다른 단순당질과 대사의 구조가 다르므로 AGE를 발생시키는 작용이 포도당의 몇 배에 달한다.

과일은 우수한 비타민의 공급원이지만, 적당량을 섭취해야 한다.

농축액인 과일주스나 과즙과 섞인 채소주스 등은 너무 많이 마시지 않도록 주의하자. 식사에서도 조림이나 구이 등 설탕을 많이 넣은 반찬은 주의해야 한다.

가장 주목해야 부분이 있다. 특히 제한해야 하는 것이 달지 않은 당질이다. 곡물이나 감자류에 함유된 전분을 대표하는 당질로 복합당질이라고 부른다. 주식에 많이 함유되어 일상적으로 많이 섭취하기 쉽다. 단순당질 정도는 아니지만, 소화흡수가 빨라서 먹고 나서 15분 이내에 혈당치가 오르기 시작한다.

덮밥류나 우동, 국수, 카레 등의 단품 메뉴를 피하고 감자류의 반찬류를 삼가도록 하자. 특히 외식을 하거나 배달해서 먹는다면 라면과 김밥, 돈가스와 우동 등 당질이 많은 식품끼리 세트로 파는 메뉴는 피하도록 하자.

column1

AGE는 암과 그 전이에도 깊은 관련이 있다

우리 몸은 온갖 질병의 싹을 잘라내는 '면역력'을 갖고 있다. 그것은 인류의 역사가 시작된 이래 바뀌지 않은 사실이다. 냉난방 시설 따위가 없는 가혹한 자연환경에서 건강이 쉽게 나빠졌을 테지만 선조들은 면역력 덕분에 끈질기게 살아남았다.

하지만 현대인은 그릇된 식생활로 인해 그 면역 체계를 무너뜨리고 있다. 인간이 키우는 개나 고양이도 마찬가지여서 본래대로라면 걸릴 리 없는 문명병으로 목숨을 잃고 있다. 그중에서도 암은 면역력이 저하됨으로써 생기는 병의 전형적인 예다.

인체에서 무절제하게 번식하여 장기를 파괴하는 조직의 일종을 종양이라고 하는데, 이 가운데 번식력이 강하며 전이성이 높아 생명을 위협하는 신생물을 악성 종양 또는 암이라고 한다.

지금은 암이 흔한 질병이 되었다. 암의 발생이나 진행에도 AGE가

깊게 관련되어 있다.

AGE가 체내의 단백질에 축적되어간다는 것을 여러 번 이야기했듯이, 세포 레벨에도 영향을 끼친다는 것이 알려졌다. 우리들의 몸속에서는 매일 1조 개 정도의 세포가 죽고 새로운 세포가 생긴다. 그리고 새로운 세포는 DNA에 담긴 유전자 정보를 바탕으로 만들어진다.

DNA에 AGE가 축적되면 이 DNA의 수복이나 복제 등에 악영향을 주기 때문에 복제하는데 에러가 일어난다. 이로 인해 암세포가 생기는 것이다.

AGE가 암세포의 전이에도 깊은 관련이 있다. 전이란 암세포가 혈액이나 림프액에 함께 이동하여 새로운 암을 생기게 하는 것이다. 암은 무절제한 증식 및 침윤의 특성이 있으며 발생한 첫 장기를 떠나 임파선이나 혈관을 통해 신체의 각 부분, 특히 간·폐·뼈·뇌 등으로 전이하며 결국, 생명을 위협한다.

2장

살이 찌는 것은 지방이 아니라 탄수화물 탓

밥만 먹었는데 살이 찐다

탄수화물을 많이 먹으면 혈액 중에 포도당이 늘어나서 혈당치가 오른다. 이때 췌장에서 인슐린이라는 호르몬이 분비되어 간, 장, 근육에 포도당이 침투된다(글리코겐이라는 물질로서 축적된다). 더 이상 축적될 수 없는 상태에 이르면 지방 세포에 중성 지방이라는 형태로 차곡차곡 쌓이게 된다. 바로 이게 살이 찌는 메커니즘이다.

혈당치가 급격하게 오르면 혈당치를 내리기 위해 췌장에서 다량의 인슐린을 분비한다. 이러한 인슐린이 많을수록 지방 세포에 중성 지방이 축적된다. 이른바 '비만 호르몬'이라고 불리는 것이다. 살찌기 쉬운 타입의 사람은 이러한 인슐린이 다른 사람들보다 더 많이 분비된다고 알려져 있다.

삼각김밥 vs. 비프스테이크

살을 빼기 위해서는 칼로리를 제한해야 한다고 생각하는 사람들이 많다. 당뇨병을 치료하는 데도 칼로리를 제한하는 병원이 많다. 일반적으로 남성은 1,600킬로칼로리 이하, 여성은 1,440킬로칼로리 이하로 정해져 있다. 1,200킬로칼로리를 목표치로 정하는 병원도 있다.

그런데 비프스테이크나 불고기덮밥 같은 음식은 1,000킬로칼로리에 가깝다. 한 끼에 벌써 하루에 먹어야 하는 칼로리를 섭취하는 셈이다. 1,200킬로칼로리로는 제대로 된 식사를 할 수 없다. 극심한 스트레스 때문에 포기하게 된다.

살을 빼기 위해 스테이크 대신 삼각김밥이나 메밀국수 같은 탄수화물을 많이 섭취하면 어떻게 될까? 식후의 혈당치는 200mg/dl에서 내려올 줄 모른다. 아마도 환자 입장에서는 무엇이 문제인지 모를 것이다.

탄수화물은 섭취 후 15분 이내에 혈당치를 높이고 두 시간 이내에 100퍼센트 포도당으로 바뀌어 흡수된다. 단백질이나 지방은 혈당치를 전혀 높이지 않는다. 칼로리를 제한하고 있는 사람들은 좀처럼 믿기 어려울 수 있다.

건강식으로 버터가 듬뿍 들어간 치즈오믈렛과 삼각김밥 중에 고르라고 하면 대부분 삼각김밥을 고를 것이다. 하지만 오믈렛이 혈당치에 미치는 영향이 삼각김밥보다 적다. 300킬로칼로리의 삼각김밥 한 개를 먹으면 식후 혈당치는 200mg/dl을 넘기지만, 700킬로칼로리나 되는 비프스테이크로 혈당치가 올라가는 일은 없다.

칼로리 제한 다이어트를 하고 있다면 다시 잘 생각해보길 바란다.

끊기 어려운 탄수화물

고기를 아무리 마음껏 먹을 수 있다고 해도 밥이 없으면 허전하다는 사람이 많다. 고기를 먹고 나서 냉면이나 밥을 먹어야 하는 것처럼 말이다. 꼭 밥이 아니더라도 라면, 피자, 스파게티, 빵 등 우리가 즐겨 먹는 음식 중에는 탄수화물이 많다. 하지만 이러한 식품은 혈당치를 높이기 때문에 당뇨병이 있다면 가장 피해야 하는 음식이다.

그렇다고 이러한 맛있는 탄수화물을 아예 먹지 말라는 것은 아니다. 아침이나 점심에서 탄수화물을 많이 먹었다면 저녁에는 가급적 먹지 말자. 그러고 나서 운동을 하면 조절할 수 있다.

당뇨병 환자가 아니더라도 탄수화물을 먹고 나면 혈당치가 오르락내리락한다. 정상인은 빵이나 케이크, 탄산음료를 많이 먹어도 식후 혈당치가 140을 넘지 않는다. 그렇지만 당뇨병에 걸린 사람이라면 이러한 음식을 먹고 나서 한 시간 후에는 혈당치가 급상승한다. 이렇게 급상승하게 되면 혈관이 손상을 입을 수밖에 없다.

공복 시 혈당치가 정상 범위라고 해도 안심해서는 안 된다. 식후 혈당치를 낮추는 것이 중요하다. 그러기 위해서는 꼭 운동을 해야 한다. 격한 운동이 아니어도 좋다. 밥을 먹고 30분 정도 산책하는 것만으로도 혈당치가 내려간다는 것을 잊지 말자.

비만은 왜 당뇨병의 원인일까?

탄수화물이나 당분이 비만의 원인이라는 사실은 이제 많은 사람이 알고 있다. 그렇다면 왜 비만이 당뇨병의 원인일까? 살이 찌면 '인슐린 저항성'이라는 상태가 되기 쉽기 때문이다.

인슐린 저항성이란 인슐린이 분비되기는 하지만 제대로 작용을 하지 않는 상태를 말한다. 비만으로 지방세포가 커지면 인슐린의 작용을 촉진하는 아디포넥틴Adiponectin이라는 물질이 제대로 분비되지 않고, 반대로 인슐린의 작용을 방해하는 물질이 여러 종류 분비된다. 따라서 인슐린의 기능이 떨어지는 것이다.

물론 처음에는 기능이 나쁜 만큼 인슐린이 많이 분비되기 때문에 혈당치가 억제된다. 그러나 이 상태가 계속되면 췌장이 완전히 지쳐서 인슐린을 충분하게 분비할 수 없게 된다. 그 결과 당뇨병이 발생하는 것이다.

당뇨병이 더 발전해서 심해지게 되면 점점 살이 빠진다. 그것은 인슐린이 제대로 분비되지 않아 혈액 속의 포도당을 글리코겐이나 지방으로 축적할 수 없기 때문이다. 또한 혈당치가 170mg/dl 이상이 되면 소변으로 당이 대량 배출된다.

만약 아무 치료도 하지 않는다면 고혈당 상태가 되어 하루에 100그램 이상의 당이 소변으로 배출된다. 식사 한 끼 분량에 가까운데, 이렇게 되면 아무리 먹어도 계속 살이 빠진다. 혈관 속에는 정상인보다 훨씬 많은 포도당이 흐르고 있지만 세포 속으로 운반해서 이용할 수 없기 때문이다.

건강하려면 잘 자야한다

육아로 바쁜 주부, 공부 때문에 밤잠을 설치는 학생, 야근과 회식 때문에 늦게 귀가하는 직장인 등 현대인들은 제대로 잠을 자기 어렵다. 그런데 수면이 부족하면 살이 찔 수밖에 없다. 잠을 줄이고 활동하면 그만큼 에너지를 소비하기 때문에 살이 빠질 것 같지만 사실은 전혀 그렇지 않다.

신체 내에서 지방의 양을 일정하게 유지시키는 역할을 하는 렙틴 Leptin이라는 호르몬이 있다. 지방 조직의 양이 증가하면 일정한 지방의 양을 유지하기 위해서 렙틴의 분비로 식욕을 감소시키고 체내의 지방합성을 줄이는 동시에 베타 산화를 촉진하여 에너지 소비와 열을 방출시키는 일을 하고 있다.

정상인의 경우 렙틴은 불필요한 체중을 줄이는 방향으로 작용하지만 수면이 부족하면 '렙틴 저항성' 상태가 되어 아무리 렙틴이 분비돼도 제대로 작용하지 않아 체중이 늘어난다.

살을 빼고 싶다면 먼저 제대로 숙면해야 한다. 특히 렙틴은 밤 10시에서 새벽 2시까지 가장 많이 분비되므로 일찍 잠자리에 들도록 노력하자.

1도의 체온을 올려보자

일반적으로 정상인이라면 피부 체온이 36.5도쯤 되는 상태를 말한다. 우리 몸의 기능이 제대로 작동하고 있다는 뜻이기도 하다. 식생활의 변화로 인해 35도 정도의 저체온인 사람들이 늘어나고 있다.

체온이 내려가면 면역력이 떨어져서 암을 비롯한 온갖 질병에 걸리기 쉬워진다. 게다가 혈행이 나빠져서 순환기 질환을 비롯해 어깨 결림 같은 증상도 나타날 수 있다. 추운 겨울철은 물론 에어컨을 사용하는 여름에도 차가운 음식을 먹기보다 따뜻한 국이나 수프 같은 것을 먹어야 한다. 몸을 따뜻하게 하고 혈액의 흐름을 좋게 하는 음식을 찾아서 먹도록 하자.

늙지 않는 진짜 이유

우리가 오래도록 살 수 있게 된 것은 의학의 진보와 영양 상태의 개선이 있었기 때문이다. 결핵이나 콜레라 같은 감염증을 억제할 수 있게 되었다. 또한 기아에 의한 질병이나 사망 역시 줄어들었다.

그러나 과연 신석기인들보다 면역력이 좋아졌을까? 나는 오히려 반대라고 생각한다. 우리 주변에는 면역력을 떨어뜨리는 부자연스러운 물질들로 넘쳐나고 있다.

설탕이 없었던 시대에는 단 것을 맛있는 것으로 인식해서 꽃에 있는 꿀을 빨아먹거나 사탕수수를 씹었다. 인간의 몸은 정제된 설탕의 존재를 생각하지 못했고, 우리의 면역 체계 역시 설탕이 갑작스럽게 대량으로 들어오는 사태를 상상하지 못했다.

식품을 상하지 않게 하고 보기 좋게 하기 위해 여러 화학물질이 첨가됐다. 농약도 본래대로라면 먹거리에 들러붙을 리 없는 화학물질이다.

그렇지만 이런 음식을 먹는다고 바로 해를 입지는 않는다. 탄수화물을 많이 섭취하여 발생하는 당뇨병도 10년이 지나야 발병한다. 발암성 물질로 인해 암에 걸렸다고 해도 어떤 음식 때문인지 바로 알 수는 없다.

꼼꼼하게 식품을 선택하자

마트나 슈퍼마켓, 편의점에서 식품을 살 때 주로 어떤 것을 살지만 고민한다. 하지만 식품을 구입할 때 포장지의 앞면 혹은 뒷면에 표시된 원재료, 영양 성분표를 반드시 체크해야 한다.

영양 성분표에는 칼로리, 나트륨, 탄수화물(당류), 지방(포화 지방, 트랜스 지방), 콜레스테롤, 단백질까지 6가지 항목의 표시 의무가 필수로 규정되어 있다.

가공식품에 무엇이 함유되어 있는지 알려면 원재료 표시가 중요하다. 식품 가공물과 원재료로 구분되는데, 원칙상 사용되는 모든 원재료를 기재해야 한다. 식재료명을 보고 고당질인지 파악해야 한다. 보통 함량이 많은 순서대로 표시되는데, 처음에 설탕이나 밀가루, 감자 등의 고당질 식재료가 있다면 주의하자.

영양 성분은 총 내용량, 100그램당 혹은 단위 내용량을 기준으로 표시한다. 과자류의 경우 총 내용량을 표시하고 1회분을 따로 표시하는 경우도 있다. 특히 전체량에 비해 현저히 낮을 열량을 보고 착각하지 않도록 한다. 간혹 당류가 0그램이라고 표시되어 있는 게 있다. 다단류나 합성 감미료가 포함되어 있지 않아서 당류가 0그램이라고 표시되어 있는 것이다. 하지만 당질이 전혀 없는 것이 아니기 때문에 안심하고 많이 섭취하면 안 된다.

제로 칼로리로 표기된 것 역시 방심하면 안 된다. 열량은 100그램당 5킬로칼로리 미만의 경우 '0'으로 표시가 가능하다. 트랜스지방은 0.2그램 미만이면 0으로 표시할 수 있다. 실제 식품에 무열량, 무당, 무지방은 불가능하다.

column2

외모가 늙어 보이면 몸속도 늙었다!

같은 나이에도 늙어 보이는 사람과 젊어 보이는 사람이 있다. 겉모습이 나이 들어 보이는 사람은 몸속 역시 더 늙은 것일까?

정답은 '그렇다'이다. 겉모습을 좌우하는 데 가장 많이 관여하는 것이 '피부'와 '머리카락'이다. 몸속에서 노화하면 탱탱하던 피부 역시 늘어지고 색이 변한다. 머리카락도 가늘어지고 흰머리가 나거나 많이 빠진다. 그렇기 때문에 외모가 늙어 보이면 몸속이 늙은 것이다.

늘어짐, 주름, 기미, 누루스름하고 칙칙한 피부 등 늙은 인상을 주는 피부의 변화는 모두 피부에 AGE가 쌓여있는 증거다. 1장에서 이미 말했듯이, AGE는 피부뿐만 아니라 몸 전체에 있는 단백질에 나쁜 영향을 준다.

외모가 늙었는데 몸속만 건강하고 젊다는 것은 있을 수 없는 일이다. 당화가 진행되어 혈관 상태가 나빠지면 영양이 몸의 구석구석 골고루 퍼지지 않는다. 이렇게 계속 진행되면 피부와 모발은 윤기와 탄력을 잃게 된다.

또 뼈나 연골에 AGE가 쌓이면 골다공증이나 관절염증 등을 일으켜 젊고 싱싱한 인상을 주는 아름다운 자세나 활기찬 움직임도 어려워진다.

겉모습은 그다지 신경 쓰지 않는다고 하는 사람도 있을지 모르지만, 나이보다 늙어 보인다는 것은 동맥경화나 골다공증, 알츠하이머, 백내장 등도 서서히 진행되고 있다고 생각하는 것이 좋다.

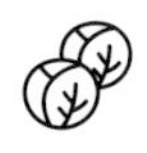

3장

언제까지나 젊게 살고 싶다면 반드시 섭취해야 할 음식

01

레드와인과 화이트와인

고대로부터 전해져 내려오는 마시는 치료약

세계에서 오래된 역사를 가지고 있는 와인은 하루에 한 잔씩 마시면 수명을 연장시켜준다고 한다. 고대 그리스 최고의 의사 히포크라테스는 부인병 등의 치료에 와인을 마시게 했다는 기록도 있다.

레드와인의 떫은 맛은 항산화 작용이 있는 카테킨이 와인을 저장하는 중에 중합되면서 만들어진다. 레드와인에는 우리 몸에 좋은 HDL 콜레스테롤을 증가시키는 폴리페놀이 화이트와인의 10배나 들어 있다. 와인에 함유된 폴리페놀은 심장병, 뇌 질환, 암의 예방에 도움이 되며 스트레스 해소에도 효과가 있다. 또한 긴장감을 없애 주고 혈압을 내린다. 와인을 매일 마시는 사람은 마시지 않는 사람에 비해 순환기계 질환으로 인한 사망률이 56퍼센트 낮았다는 조사 연구도 있다.

포도나 와인에 함유된 레스베라트롤Resveratrol이 암을 예방하고 암의 전이를 막아 준다는 연구도 있다. 또한 레드와인에는 조혈 성분이 있는 철이 함유되어 있다. 한방에서 레드와인은 몸을 따뜻하게 하고 혈행을 좋게 하여 각종 질병 예방과 치료에 효과가 있다고 한다.

레드와인과 화이트와인이 당화와 산화를 억제한다

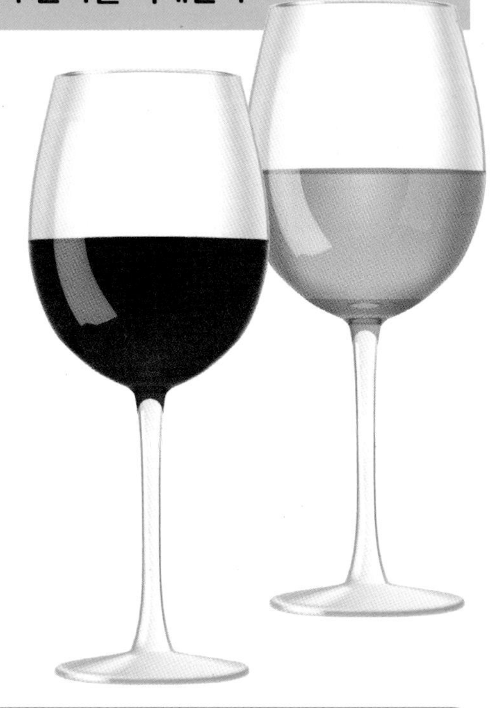

효능

항산화 작용,
심장병·뇌질환·암 예방에 도움

주요 유효성분

- 프로안토시아니딘(레드와인)
- 레스베라트롤(레드와인)
- 켈세틴(레드와인)
- 카테킨(레드와인)
- 유기산(화이트와인)
- 칼륨

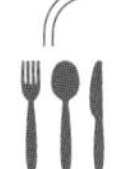

제대로 먹는 방법

소량이지만 당질이 함유되어 있으므로 인공적인 단맛이 있는 것보다 떫은 맛이 느껴지는 것을 추천한다. 한두 잔의 적당한 양만 마시자. 같은 양의 물과 함께 마시면 다음날 알코올이 몸에 남아있지 않고 안티에이징 효과를 기대할 수 있다. 더욱이 효과와 가격은 관계가 없으므로 가격이 싼 와인이어도 괜찮다.

서양에서는 고기나 생선을 볶을 때 마지막 단계에서 와인을 넣어 냄새를 날린다. 프랑스 요리 '코코뱅'은 조리할 때 물 대신 와인을 사용한다.

또한 프랑스인은 감기를 와인으로 다스린다. 즉 레드와인에 계피, 오렌지 등을 넣어서 끓인 뱅쇼vin chaud를 마신다.

와인이 좋다고 너무 많이 마시는 것은 피해야 한다. 와인은 적절하게 마셨을 때 최고의 모습을 보여준다.

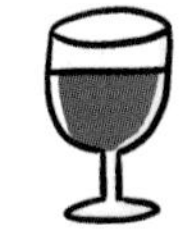

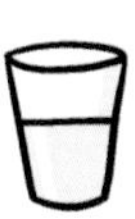

02

녹차와 홍차

카테킨 파워로 암을 예방

“아침에 마시는 차는 7리를 이미 갔더라도 돌아와도 마셔라.”라는 말을 들어 본 적 있는가? 아침에 마시는 차는 몸에 좋으므로 마시는 걸 잊어버리고 외출했더라도 7리의 거리, 약 2.7킬로미터나 떨어져 있더라도 돌아와서 차를 마셔야 한다는 뜻이다. 그 정도로 영양소가 듬뿍 들어있는 음료다.

녹차의 매력인 쌉싸름한 맛은 카테킨의 탄닌 성분 때문이다. 항산화 작용을 하는 폴리페놀의 한 종류인 카테킨은 녹차 한 잔에 대략 100밀리그램이이 들어 있으며, 그중 가장 강력한 성분인 'EGCG'는 비타민 C보다 항산화 효능이 20배나 높은 것으로 알려져 있다.

카테킨 성분은 항암 효과와 혈관 건강을 지키는 기능을 한다고 알려져 있다. 암을 예방할 뿐만 아니라 AGE가 생기는 것을 90퍼센트 이상 억제하는 효과가 확인되었다. 소화기관 내에서의 콜레스테롤의 흡수를 저해하고 지질의 체내 침착을 억제한다. 이에 혈압을 떨어뜨리고, 심장을 강화하며, 지방간이나 동맥경화를 예방한다. 또 감기 바이러스의 활동을 저지시키고 체내 세포가 바이러스에 감염되는 것을 막는다.

홍차 어원은 19세기 중엽부터 홍차를 생산해 수출하려 했던 일본인이 자국 내의 녹차를 일본차로 칭하면서 시작했다. 유럽인이 마시는차의 빛깔이 붉다고 하여 홍차라고 부르던 것을 그대로 받아들여 사용했기 때문이다.

당화작용을 하는 삼백초차와 감차, 항산화 작용이 높지만 카페인을 함유하고 있지 않아서 밤에 마셔도 괜찮은 루이보스차를 추천한다.

노화를 이기는 영양소의 보고

효능

항산화 작용, 암 예방, 콜레스테롤과
혈당을 낮추는 효과, 살균효과

주요 유효성분

- 비타민 A(녹차)
- 비타민 C(녹차)
- 비타민 E(녹차)
- 카테킨(녹차)
- 테아닌(녹차)
- 프라포노이드(녹차)
- 홍차폴리페놀(홍차)

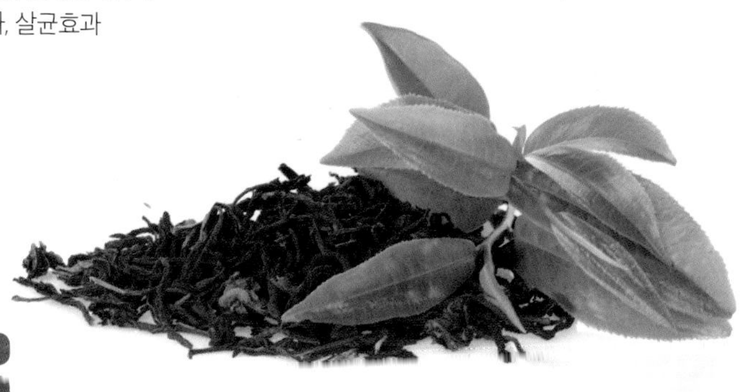

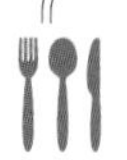

제대로 먹는 방법

찻잎을 우려서 마시는 것도 좋지만 영양을 생각하면 분말로 섭취하는 것을 추천한다. 찬 성질이 있기 때문에 찬물에 우려마시는 것보다 따뜻한 물에 마시는 것이 좋다. 또한 찻잎 자체도 훌륭한 요리 재료가 된다. 녹차를 우려낸 물로 밥을 짓고 찻잎을 밤, 은행, 대추 등과 함께 쌀 위에 뿌려 주면 '녹차영양밥'이 된다. 돼지갈비, 삼겹살, 튀김 등 기름진 음식을 먹을 때 찍어먹는 소금이나 간장에 녹차가루를 뿌리면 느끼한 맛을 줄일 수 있다. 수육을 만들 때 녹차를 우린 물에다 넣고 삶으면 깔끔한 맛이 나며, 찻잎은 수육에 곁들여 먹는다. 차와 약을 함께 먹으면 서로 결합하여 약효를 떨어뜨리며, 이뇨 작용이 강해서 약물의 체내 잔류 시간을 짧게 만들 수 있기 때문에 약을 복용하는 사람들은 주의해야 한다. 카페인의 각성 작용이 불면증을 악화시킬 수 있으므로 불면증 환자는 녹차를 마시지 않는 것이 좋다. 찻잎 가루를 참깨소금(참깨를 같은 양의 천일염과 볶아 깨소금을 만든 것)과 1:2의 비율로 혼합하여 조미료처럼 음식에 넣어 먹으면 노화를 예방하는 데 도움이 된다.

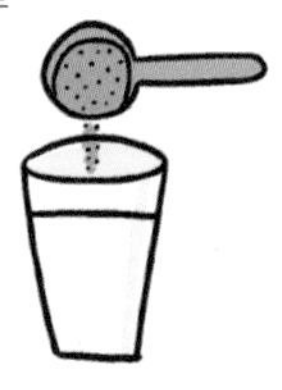

03

깨

간장을 젊게 한다

깨는 고대부터 만병을 예방하는 효과가 있다고 알려진 향신료의 일종이다. 고대 인도에서는 불로장생의 약으로써 귀중히 여겼고, 고대 아라비아와 유럽에서는 한 알에 낙타 한 마리 정도의 가치가 있다고 전해지고 있다.

참깨는 고소한 향이 강해 소량을 사용해도 충분한 맛이 난다. 참기름은 다른 식용유보다 불포화지방산이 많아 혈액 중의 콜레스테롤을 낮추는 효과가 있으며 비타민 B1·B2, 철분, 칼슘 등이 많다. 특히 비타민 B1은 체내에서 당화를 억제해 AGE에 의한 노화의 피해를 예방해준다.

특히 주목해야 할 것은 깨에만 함유되어 있는 깨리그난이다. 아마도 자주 접한 단어는 아니겠지만, 활성산소가 만들어지기 쉬운 간장까지 도달할 수 있는 항산화 물질 중에서도 깨그리난이 유일하다. 참깨 특유의 성분인 세사몰(깨에 존재하는 리그난류의 하나인 세사몰린이 가수 분해 되어 얻어지는 항산화성 물질)은 산화방지 효과가 있다.

참깨에 들어 있는 레시틴은 뇌와 심장, 간장을 구성하는 물질로 뇌 활동을 활성화시키는 역할을 한다. 동맥경화, 고혈압에 효과가 있어 성인병 예방에 좋다. 더불어 뼈의 발육을 촉진하고 갑상선 기능에 효과가 있으며 혈당 조절, 중풍, 탈모와 노화 방지 등의 효과도 있다.

간장까지 도달하는 유일한 항산화 물질

효능

항산화, 항당화, 피부를 아름답게, 간 기능 상승

주요 유효성분

- 깨리그난(세사몰)
- 비타민 B1
- 비타민 E
- 안토시아닌(검은깨)
- 세렌(검은깨)
- 칼슘
- 철부
- 식이섬유

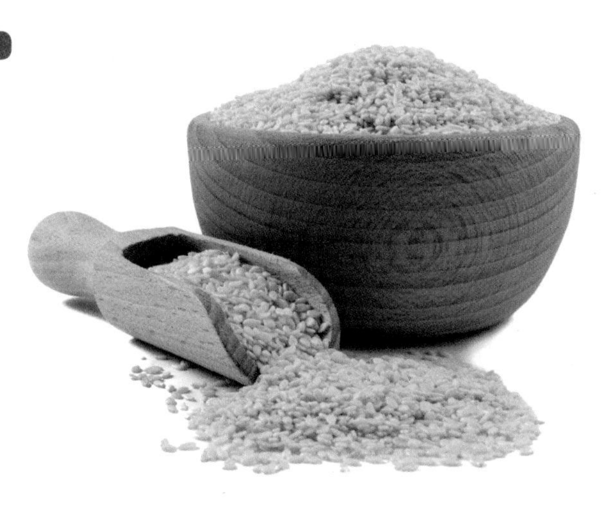

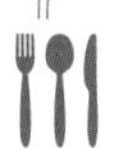

제대로 먹는 방법

껍질이 매우 거칠어 소화가 잘 안 된다. 물에 씻어서 기름 없는 프라이팬에 볶아서 사용해야 한다. 통째로 쓰거나 깨소금을 만들어 조미료로 쓴다. 참깨는 깨떡·깨강정·깨다식 등 고급 식품의 재료로 쓰인다. 또한 흑임자죽이나 흑임자국을 끓이기도 한다. 빵이나 과자류에도 많이 사용된다. 다진 깨로 먹으면 흡수율이 높아진다, 검은깨 항노화 성분도 함유되어 있으므로 검은깨를 먹는 것을 추천한다.

★ 최강의 조합 : 브로콜리

허브와 스파이스류

황금의 안티에이징 파워

중세 유럽에서도 금과 교환할 정도로 귀중하게 여기던 것이 바로 향신료다. 허브는 풍미가 있거나 향이 나는 식물로, 음식의 맛을 내기 위해 조미료로 사용되거나 요리에 고명을 얹는 용도로 쓴다. 또한 의약용이나 향수로 쓰이고 차로 마신다.

허브는 주로 잎이나 꽃인 반면, 스파이스류는 열매, 종자, 뿌리, 줄기 등을 주로 건조하여 사용한다. 우리나라에서 허브가 생활화된 것은 비교적 최근이어서 대부분 외국에서 개발된 허브를 사용하고 있다.

독특한 풍미는 폴리페놀에 의한 것이다. 허브와 스파이스는 전반적으로 항산화 물질과 미네랄이 듬뿍 들어있어 노화방지에 우수한 식품이다. 그중에서도 당화를 강력하게 예방해주는 것이 시나몬, 구민, 검은 후추, 바질이 있다. 당화에 의한 AGE 발생을 저지하는 확률 측정을 실험한 해외연구도 있다. 특히 이 네 가지 허브는 앞에서 예를 든 녹차, 깨를 포함해 마늘, 사과, 감귤류 등과 나란히 베스트10 식품에 들어간다.

라벤더는 진정 작용, 진통과 두통 해소, 기분 전환, 숙면 유도, 항균 작용이나 고혈압에 효과가 높다. 레몬밤은 진정 효과와 강장 작용, 원기 회복에 좋고 구역질이나 소화 불량에 효과가 있다. 로즈메리는 원기 회복과 항균 작용에 효과가 있고 혈액 순환을 원활히 하며 피로 회복과 소화기 계통에 좋다. 민트는 식후의 소화 불량과 위통, 감기에 좋다. 세이지는 기분을 맑게 하고 흥분을 진정시키는 작용이 있으며 구강염이나 잇몸의 출혈과 구취 방지에 효과가 있다. 하지만 효력이 강하기 때문에 여러 잔을 연속해서 마시는 것은 피해야 한다. 오레가노는 오한을 없애 주고 소화 촉진과 식욕 증진, 뱃멀미에 좋다. 캐모마일은 체온을 따뜻하게 해주며발한 작용이 있어 감기에 효과가 높다. 기분을 평온하게 해주므로 잠자기 전에 마시면 좋다. 로즈힙은 레몬의 20배에 해당하는 비타민 C가 함유되어 있어 이뇨 작용에 효과가 높다.

음식에 향과 맛을 더해주는 허브는 종류만도 100여 가지가 넘는다. 종류별로 나름의 독특한 향을 가진 허브류는 풍부한 정유 성분으로 심신을 안정시켜 스트레스 해소에 도움을 주며, 뇌를 자극해 집중력을 높여주기도 한다. 식재료뿐 아니라 차, 아로마 오일, 입욕제 등 다양한 형태로 활용되고 있다.

당화와 산화를 억제하는 힘이 뛰어나다

효능

살균, 항산화, 항당화

주요 유효성분

- 비타민 A(시나몬, 커민)
- 비타민 B2, B3, B6(시나몬, 커민)
- 비타민 C(시나몬, 커민, 로즈힙)
- 비타민 E(시나몬, 구민, 검은 후추, 바질)
- 피페린(검은 후추)
- 오이게놀(검은 후추)
- 베타카로틴(바질)
- 제아키산티(바질)

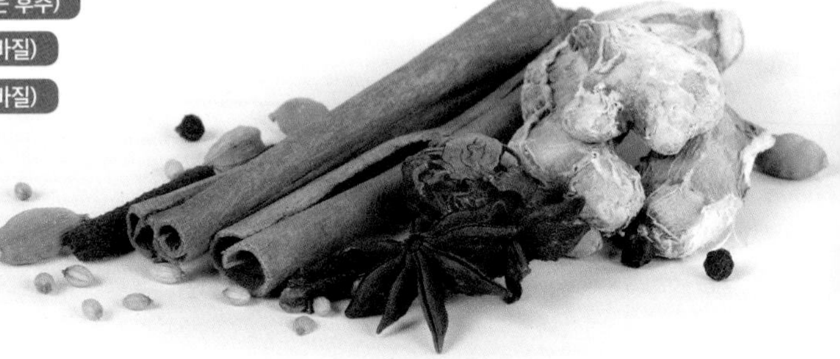

제대로 먹는 방법

레몬밤, 로즈메리, 캐모마일, 민트 등은 허브티로 해서 마시는 것을 추천한다. 오일 드레싱, 닭 안심구이, 연어구이, 스테이크 등에 향신료로 사용해서 먹어도 좋다. 허브 잎은 수분에 약하므로 사용하기 직전에 씻는 것이 좋다. 흐르는 물에 잘 씻은 후 키친타월로 살짝 덮어 수분을 제거하고 사용하면 된다. 허브는 보통 잎 부분만 사용하지만 줄기 부분도 채소 육수를 끓일 때 넣으면 좋다. 고수는 뿌리를 제거하고 사용하면 된다.

시나몬을 너무 많이 먹으면 간장애가 있을 수 있으니 주의가 필요하다. 식사의 경우는 그렇게 걱정할 필요는 없지만, 보충제로 섭취한다면 많은 양을 먹을 수 있으므로 주의해야 한다.

05

대파와 양파

혈액 순환을 촉진하는 슈퍼 식재료

강력한 살균작용이 있어 항생물질이 없던 시대에 약으로 사용했을 정도로 좋은 식재료다. 파에는 두 가지 맛이 있는데, 생으로 사용할 때는 알싸한 매운맛과 특유의 향이 있다. 이러한 알싸한 매운맛은 마늘에도 함유된 알리신 때문이다. 익히면 단맛을 내기 때문에 활용도가 높다.

파는 특유의 향이 잡냄새를 잡아주기 때문에 다양한 요리의 향신 채소로 사용하며, 육수를 우려낼 때는 감칠맛과 시원한 맛을 내기 위해 뿌리 부분을 사용한다.

파의 흰 부분은 담황색 채소, 녹색 잎은 녹황색 채소로 영양성분이 다르다. 파의 잎 부분에는 베타카로틴이 풍부하게 함유되어 있어 노화의 주요 원인 중 하나인 활성산소를 효과적으로 제거한다. 또한 칼슘이 풍부하여 관절 건강에 도움을 준다. 파의 흰 줄기인 연백부에는 비타민 C의 함량이 높은데 사과보다 5배 많은 비타민이 함유되어 있다.

파 뿌리에 다량 함유된 알리신 성분은 혈액 순환을 돕고 면역력을 높여주는 효과가 있으며, 신경을 안정시켜 불면증을 개선하고 완화해준다. 또한 알리신은 비타민 B1의 흡수를 돕기 때문에 비타민 B1의 함량이 많은 돼지고기나 콩 등과 함께 섭취하면 좋다. 음식의 전분과 당분이 열량으로 전환하여 피로를 해소시키는 작용을 한다. 또한 뿌리에는 가열해도 영양소가 파괴되지 않고 활성화되는 폴리페놀이 풍부하다.

파는 식이섬유가 풍부해 장의 운동을 원활하게 하여 숙변 제거에 효과가 있으며, 육류나 볶음요리처럼 지방 성분이 많은 음식에 파를 함께 섭취하면 콜레스테롤이 체내 흡수되는 것을 억제한다. 또한 위장을 따뜻하게 만들고 노폐물을 배출시켜 비만을 예방할 수 있는 양파도 알리신 성분이 있어서 신경을 안정시키는 역할을 한다.

잠을 잘 때 머리 맡에 양파를 두면 잠을 편하게 잘 수 있다고 한다. 양파는 퀘르세틴이라는 성분이 있는데, 지방과 콜레스테롤이 혈관에 축적되는 것을 막는 역할을 한다. 그로 인해 고혈압 예방에 도움을 준다. 또한 퀘르세틴은 활성산소와 과산화지질로부터 세포가 공격당하는 것을 막아주며 세포의 염증 및 상처를 회복하는 데 효과가 있다. 양파에는 크롬이 풍부하게 들어있는데, 크롬은 포도당 대사의 항상성을 유지하는 무기질이다. 인슐린 작용을 촉진해주므로 혈당 조절에 도움이 된다.

그 외에도 양파는 술을 마실 때 소모되는 비타민 B1의 흡수를 돕고 간의 지방분해를 돕는 글루타싸이온이라는 물질이 다량 함유되어 있어 숙취를 해소하는 데 효과적이다.

비타민 B1으로 항산화력이 업

효능

항산화, 항당화, 살균,
혈관을 유연하게, 혈액 순환 촉진

주요 유효성분

- 알리신
- 비타민 C(대파의 잎부분)
- 베타카로틴(대파의 잎부분)
- 크롬(양파)
- 글루타싸이온(양파)

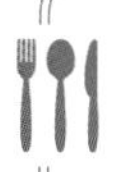

제대로 먹는 방법

된장과 잘 맞으며 장아찌로 이용하면 좋다. 국물요리나 육수의 부재료 등으로 이용하며 양념류에도 사용된다. 비타민 C와 베타카로틴이 많이 함유되어 있는 잎 부분을 자주 섭취하도록 하자. 더욱이 알리신의 근원인 황화아릴은 휘발성이므로 먹기 직전에 잘라서 섭취하는 것이 좋다.

★ 최강의 조합 : **돼지고기, 대두 제품**

06

엑스트라 버진 올리브유

40세부터의 건강과 아름다움을 만들어 준다

많이 먹으면 살이 찐다는 오해 때문에 지방의 섭취를 꺼리는 사람도 있겠지만, 40세가 넘으면 양질의 기름을 오히려 적극적으로 섭취해야 한다. 미용과 건강에 관련해서는 만능인 선수로서 일컬어지는 것이 올리브유다. 세계적 산지인 이탈리아나 스페인에서는 매일 아침 한 스푼의 올리브유가 건강을 만든다는 속담이 있다.

올리브유 가운데 항심장병 물질을 가장 많이 가지고 있고 효과도 좋은 것은 엑스트라 버진 올리브유Extra Virgin Olive Oil이다. 올리브유는 맛이 담백하고 깔끔하다. 열을 가하지 않고 그냥 먹을 수 있다. 일반 식용유처럼 씨앗에서 기름을 추출하는 것과는 달리 올리브유는 과육을 짜서 얻는다. 따라서 올리브유는 올리브 주스라고 할 수 있다.

올리브유의 주성분인 올레인산이나 폴리페놀의 일종인 히드록시티로솔은 항산화, 항염증, 나쁜 콜레스테롤을 감소시키는 작용을 하기 때문에 동맥경화를 예방한다. 피부의 세포막을 부드럽게 유지해주는 효과도 있고 피부를 부드럽고 매끄럽게 해주며, 장의 작용을 활발히 해주므로 다이어트에도 효과가 있다. 아마인유, 들기름, 차조기유도 추천한다.

이 세 가지는 현대인에게 부족한 알파 리놀렌산을 많이 함유하고 있어 다이어트 효과와 함께 피부를 아름답게 가꿔준다.

장의 활동을 활발히 해주는 효과가 있다

효능

항산화, 해독, 면역 기능 증강, 호르몬 조절,
항균 작용, 심혈관 질환, 변비, 다이어트, 피부 미용

주요 유효성분

- 올레인산
- 알파 리놀렌산
- 히드록시티로솔
- 비타민 E
- 제아키산티(바질)

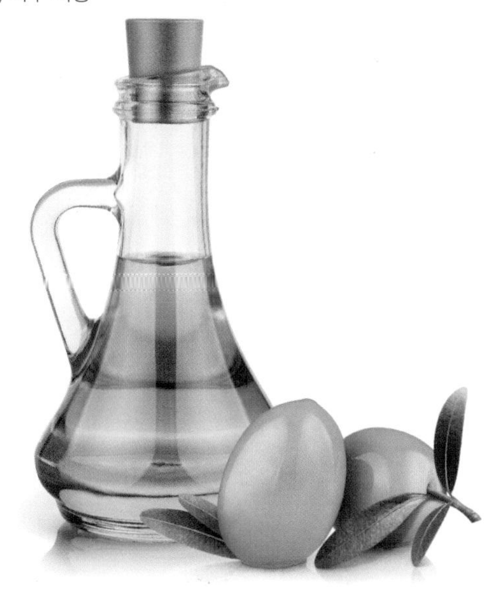

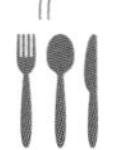

제대로 먹는 방법

마요네즈, 샐러드용 드레싱, 튀김용, 볶음용으로 널리 이용하는 올리브유지만, 모든 식재료는 고온에서 가열하면 당화가 진행되므로 기름에 굽거나 볶는 등의 조리법을 피한다. 신선한 채소나 익힌 생선에 뿌려서 먹는다. 데친 음식을 버무릴 때 사용하자. 올리브유 역시 많이 먹으면 살이 찔 수 있으므로 체중 조절이 필요할 때에는 소량만 섭취한다. 매일 한 수저의 올리브유는 최고의 보약이라는 것을 잊지 말자!

★ 최강의 조합 : **토마토**

07

초콜릿의 카카오 성분

황제가 추앙했던 카카오의 매력

2,600년 전 미주 지역의 마야족은 카카오를 음료와 통화로 사용했다. 카카오는 콜럼버스와 코르테스에 의해 16세기에 유럽으로 도입된 후 전 세계로 퍼졌다. 또한 카카오는 몸이 아픈 환자들의 회복을 촉진시키는 데 좋다고 한다. 특히 식재료가 많지 않았던 시절에는 아침 식사로 카카오 콩을 먹었다. 그만큼 인체에 영양 공급을 보장했다고 한다.

카카오는 주로 알칼로이드, 폴리페놀, 카테킨, 지방산 및 플라보노이드를 함유하고 있다. 폴리페놀에는 높은 항산화, 항염증 작용이 있어 동맥경화와 암을 예방해준다.

카카오의 쓴맛은 테오브로민이라는 성분이 있기 때문인데, 모세혈관의 혈류를 좋게 해서 냉증과 붓기 등을 개선해준다. 초콜릿에는 비타민 E, 나이아신, 칼슘, 마그네슘, 아연, 인 등의 미네랄류와 식이섬유가 풍부하게 들어있어 몸의 컨디션도 조절해준다.

단, 이러한 안티에이징 효과는 당분이나 유제품이 듬뿍 들어있는 초콜릿이 아니라 카카오 성분이 많은 초콜릿에서 얻을 수 있다. 초콜릿을 살 때는 카카오 성분이 70퍼센트 이상인 것을 기준으로 선택해야 한다.

폴리페놀이 동맥경화와 암을 예방한다

효능

암 예방, 동맥경화 예방
항산화, 항염증, 대사 증진, 골다공증 예방

주요 유효성분

- 카카오 폴리페놀
- 테오브로민
- 카테킨
- 미네랄류

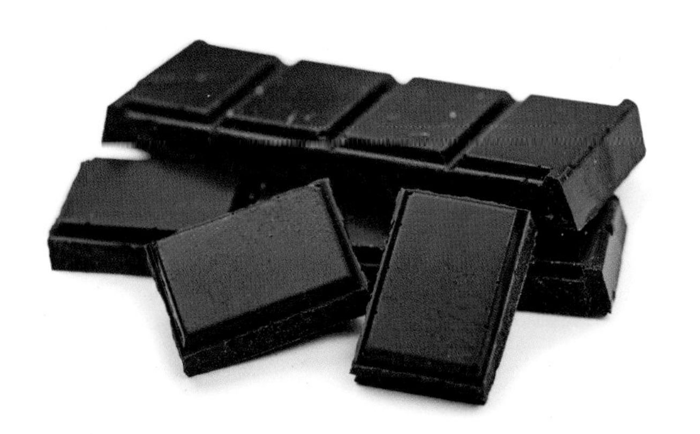

제대로 먹는 방법

다 익은 열매에서 종자를 꺼내 나무로 만든 통에서 며칠 동안 발효시키면, 종자가 붉은빛을 띤 갈색으로 변하고 독특한 향기가 난다. 이것을 물로 씻은 다음 건조시킨 것이 카카오 콩이며, 볶아서 분말로 만든 것이 카카오 페이스트 Cacao Paste이다. 여기에 설탕·우유·향료를 첨가하여 굳힌 것이 초콜릿이다.

높은 안티에이징 효과를 가지고 있는 초콜릿이지만 너무 많이 먹는 것은 금물이다. 하루 30~50그램 정도가 적당하다. 뇌를 활성화시키는 효과도 있으므로 일하는 중간이나 휴식 시간에 간식으로 한 조각 정도 먹는 것을 추천한다.

08

생강

내장을 따뜻하게 해주고 면역력을 높여준다

생강은 뿌리를 쓰는 향신료로 알싸하고 매콤한 맛과 톡 쏘는 상쾌한 나무 향이 특징이다. 세계에서 가장 잘 알려진 향신료 중 하나로 2,000년 전 중국에서 처음 약초로 소개됐다. 특히 생강은 육류나 생선의 비린내를 없애는 데 효과적이다.

생강에 함유된 진저롤과 쇼가올 성분은 우리 몸에 좋은 다양한 기능을 한다. 우선 우리가 흔히 알고 있는 것처럼 몸의 찬 기운을 밖으로 내보내고 따뜻함을 유지해주어 감기 예방에 좋다. 또한 혈액 순환을 활성화해 몸과 신체 내부가 따뜻해지고, 혈압과 체온이 정상화돼 수족냉증 개선에 도움이 될 뿐 아니라 혈관에 쌓인 콜레스테롤을 몸 밖으로 배출해 혈관계 질환인 동맥경화나 고혈압 등 성인병을 예방하는 데 효과적이다.

이 밖에 살모넬라, 티푸스, 콜레라균 등 식중독을 일으키는 균에 대한 살균 및 항균작용을 하고, 항암에도 효과가 있다.

한편 생강은 구토 증상, 메스꺼움, 울렁임을 완화해주며 멀미약보다 2배가량 높은 멀미 개선 효과가 있는 것으로 알려져 있다. 과도하게 면역 체계를 진정시켜주는 항산화제로 인한 염증 진정 및 관절염 완화, 위 점막 자극 및 소화액 분비 증가 등 활발한 위장 운동으로 식욕을 증진하고 소화 흡수를 돕는 것 역시 생강 섭취로 얻을 수 있는 효능이다.

식품 중에 톱클래스의 항당화 작용

효능
항당화, 항산화, 살균, 혈액을 잘 흐르게 한다,
변비 해소

주요 유효성분

- 생강올
- 진게롤
- 칼륨
- 마그네슘

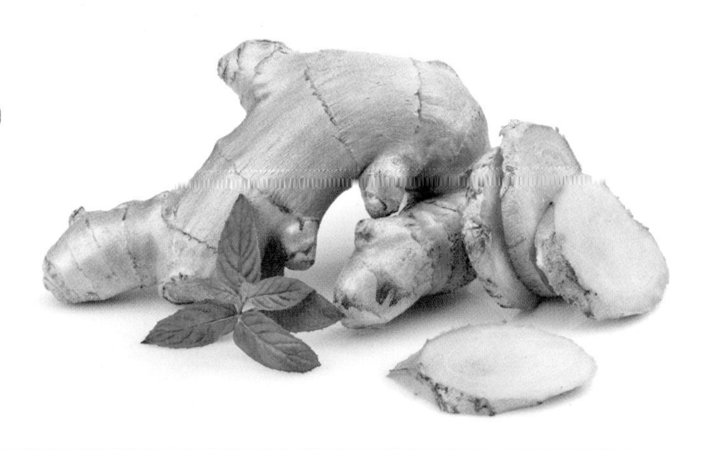

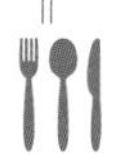

제대로 먹는 방법
일본에서는 얇게 썬 생강을 식초에 절인 초절임 형태를 애용한다. 중국에서는 육류 요리에, 우리나라에서는 김치를 담글 때 주로 사용한다. 음료와 차로도 애용된다. 유럽에서는 빵, 케이크, 비스킷, 푸딩, 잼 등의 디저트 요리에 사용한다.
생강쿠키와 생강 맛 맥주인 영국의 진저에일Ginger Ale도 유명하다.
몸을 따뜻하게 해주는 생강차는 위를 안정시키고 구토 증상을 완화시킨다. 임신 초기의 입덧과 멀미 예방에도 도움이 된다.
안티에이징 효과를 높이기 위해서는 가열하지 않은 건조한 상태로 먹도록 하자. 특히 고온에서 계속 가열하면 다른 성분으로 변하가 때문에 100℃ 이하로 조리하자. 생강탕이나 생강홍차, 찐 생강, 수프 등으로 먹는 것을 추천한다.

09

마늘

냄새 성분이 노화·암을 봉쇄한다

마늘은 강한 냄새를 제외하고는 100가지 이로움이 있다고 하여 일해백리라고 부른다. 오늘날에는 마늘의 효능이 과학적으로 밝혀져 웰빙 식품으로 인정받고 있다. 2002년 미국 <타임Time>지는 마늘을 세계 10대 건강식품으로 선정하였으며, 마늘은 그 자체로 먹어도 좋고 다양한 음식의 재료로 사용해도 좋은 기능성 식품이라 예찬했다.

마늘은 비타민 B1, 비타민 B2, 비타민 C, 글루탐산Glutamic Acid, 칼슘, 철, 인, 아연, 셀레늄, 알리신 등 다양한 영양소가 함유되어 있다.

마늘의 대표적인 성분은 알린Allin이라는 유황화합물이다. 알린은 아무런 향이 없지만 마늘 조직이 상하는 순간 알린은 조직 안에 있던 알리나제라는 효소와 작용해 자기방어물질인 알리신Allicin이 된다. 알리신은 매운맛과 동시에 독한 냄새를 풍긴다.

알리신은 강력한 살균·항균 작용을 하여 식중독균을 죽이고 위궤양을 유발하는 헬리코박터 파이로리균까지 죽이는 효과가 있다. 또한 알리신은 소화를 돕고 면역력도 높이며, 콜레스테롤 수치를 낮춘다. 알리신이 비타민 B1과 결합하면 당화를 억제하고 AGE에 따른 노화를 방지해준다. 피로 회복, 정력 증강에도 도움을 준다.

마늘에는 알리신 외에 다양한 유황화합물질이 들어 있으며, 메틸시스테인Methylcysteine은 간암과 대장암을 억제한다고 알려져 있다. 유황화합물질은 활성산소를 제거하는 항산화 작용도 한다. 아울러 마늘은 토양에 있는 셀레늄을 흡수, 저장하며 셀레늄 역시 암을 예방하는 것으로 알려진 무기질이다.

비타민 B1이 많이 함유된 돼지고기와 콩가루, 대두식품, 장어, 깨 등과 함께 먹을 것을 추천한다. 마늘 자체에도 비타민 B1을 함유하고 있기 때문에 단품으로 먹어도 효과가 있다.

발암물질이나 윌리스와 싸운다

효능

항당화, 살균, 항산화, 혈관을 유연하게 한다, 혈액 순환 촉진

주요 유효성분

- 알리신
- 비타민 B1, B2
- 비타민 C

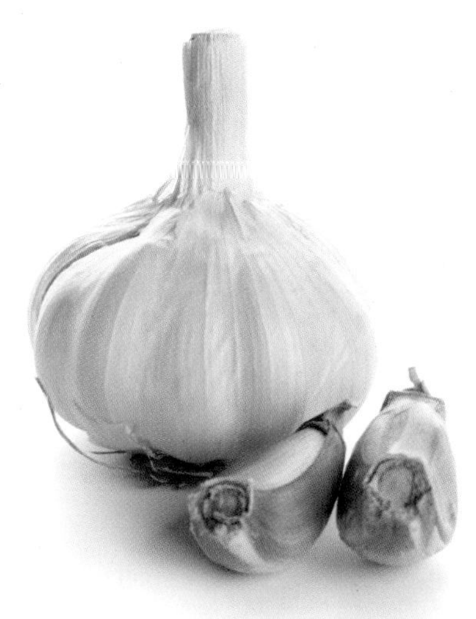

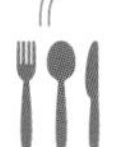

제대로 먹는 방법

항암 식품으로 꼽히는 마늘을 하루에 한쪽(또는 반쪽) 정도를 꾸준히 섭취하면 암을 예방하는 데 도움을 준다. 생마늘을 먹기 힘들다면 구워 먹도록 한다. 마늘은 구워도 영양가의 변화가 거의 없으며 마늘 특유의 매운맛이 사라져 먹기에 훨씬 좋고 소화 및 흡수율도 높아진다. 그러나 몸에 좋은 마늘이지만 자극이 강하기 때문에 너무 많이 먹으면 위가 쓰릴 수 있다. 과도하게 먹는 것은 좋지 않다.

★ 최강의 조합 : **돼지고기, 대두 제품**

10

시금치

젊음을 유지해주는 영양소가 듬뿍

시금치는 '채소의 왕'으로 불리며 빈혈, 소화불량, 쇠약, 정력 감퇴, 심장 장애, 신장 장애 등의 치료에 이용되었다고 한다. 시금치는 카로티노이드를 많이 함유한 식품 중의 하나이며 폐암 예방에 도움이 된다.

시금치에는 위와 장을 활발하게 하는 성분, 즉 위장을 정화하는 약리 작용이 있으므로 위장장애, 변비, 냉증, 거친 피부 등에 효과적이다. 뿌리에는 조혈 성분인 구리, 망간, 단백질 등의 영양소가 풍부하므로 생즙을 낼 때 뿌리까지 이용하는 것이 효과적이다. 생즙은 치아의 건강에도 좋다.

시금치에는 다양한 비타민이 골고루 들어 있을 뿐만 아니라 보혈강장 효과가 있는 식품으로 발육기 어린이는 물론 임산부에게 좋은 알칼리성 식품이다. 특히 알파리포산 성분은 항당화 작용이 강하고 AGE가 몸 여기저기에 축적되는 것을 방지해주는 작용을 한다. 비타민 C의 400배 이상의 항산화 작용이 있고 세포에 들어가 산화를 방지해준다. 아울러 시금치는 요산을 분리하여 배설시키므로 류머티즘이나 통풍에 좋은 음식이다.

시금치는 식물성 섬유질이 풍부하고 장의 운동을 활발하게 해주는 작용이 있어 변비에 효과적이다. 또한 장의 열을 내려주는 약효가 있어 치질에 먹으면 좋다. 철, 엽산 등은 빈혈의 예방과 치료에 도움이 된다.

체내 부산물인 호모시스테인 농도를 낮추려면 엽산과 비타민 B12를 많이 섭취하는 것이 좋다. 엽산은 시금치, 아스파라거스 등에 많고, 비타민 B12는 굴과 소의 간 등에 많다.

한편 시금치에는 수산이 함유되어 있어 오랜 기간 많이 먹으면 신장이나 방광에 결석이 생길 수 있다. 하루에 500그램 이상을 먹지 않으면 괜찮으므로 우리가 보통 먹는 분량으로는 안심해도 된다.

알파리포산으로 세포가 되살아나다

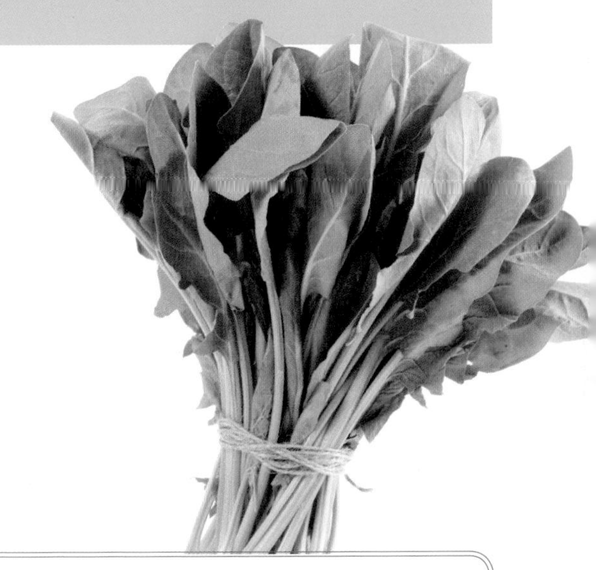

효능
항산화, 항당화, 신진대사 증진

주요 유효성분

- 알파리포산
- 비타민 A
- 비타민 C
- 칼륨
- 철분
- 식이섬유

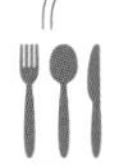

제대로 먹는 방법
시금치는 채취해서 하루만 지나도 반 이상의 영양분이 감소되는 약점이 있다. 시금치 성분 중 비타민 C는 열에 약하기 때문에 살짝 데쳐서 나물로 먹는 것이 가장 좋다. 열에 약한 비타민 C는 기름과 함께 섭취하면 비타민 A를 섭취할 수 있다. 겨울에 재배한 시금치는 여름에 비해 3배나 많은 비타민 C를 함유하고 있다. 제철에 먹는 것을 추천한다.

★ 최강의 조합 : **참기름, 올리브유**

브로콜리

많은 영양소를 함유하고 있는 최강의 채소

지중해 연안이 원산지로 건강 대국 이탈리아에서도 2,000년 전부터 먹어왔다는 브로콜리. 브로콜리에는 고혈압 위험을 낮추는 칼륨이 100그램당 370밀리그램이 들어 있고 임산부의 기형아 출산 위험을 낮추고 빈혈을 예방하는 엽산과 당뇨병 환자에게 유익한 크롬도 함유하고 있다. 한편 열량은 100그램당 28킬로칼로리로 체중 감량을 하려고 식이요법 중인 사람에게도 좋다.

브로콜리를 즐겨 먹으면 폐암, 위암, 대장암, 유방암, 자궁암, 전립선암 등에 걸릴 위험이 낮아진다는 것이 여러 역학조사를 통해 알려져 있다. 브로콜리에 함유된 설포라페인Sulforaphane과 인돌Indole 화합물이 항암작용을 하는 것으로 알려졌다. 인돌은 에스트로겐Estorgen에 민감하게 반응하는 유방암 세포의 성장 및 전이를 억제하는 효과가 있으며 비타민 C가 풍부하고 칼슘의 흡수를 촉진하여 뼈의 건강을 돕는 역할을 한다.

이 밖에도 야맹증 개선, 면역력 증강, 피로회복에 좋다고 알려져 있다. 브로콜리와 음식궁합이 잘 맞는 식품에는 아몬드, 오렌지 등이 꼽히는데 브로콜리(비타민 C)와 아몬드(비타민 E)를 함께 먹으면 머리가 좋아지고, 브로콜리에 오렌지를 곁들이면 비타민 C가 강화되어 질병에 대한 저항력이 높아진다고 한다.

항산화 작용이 3일이나 지속한다

효능

신진대사 증진, 항산화, 항당화.
암 예방, 간 기능 증진
빈혈 예방, 피부를 아름답게, 변비 예방

주요 유효성분

- 알파리포산
- 비타민 C
- 비타민 E
- 설포라페인
- 식이섬유
- 칼륨
- 철분

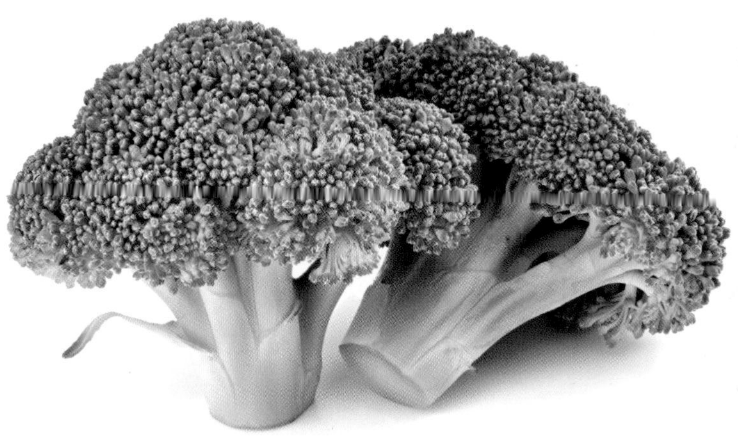

제대로 먹는 방법

서양에선 브로콜리를 다양하게 많이 사용하는데, 살짝 데쳐 치즈를 뿌려 먹기도 하고, 마늘, 올리브유, 페페론치노 등을 넣어 볶거나, 굴소스, 버터에 볶아 먹는다. 설포라페인과 비타민 C 성분은 수용성이어서 물에 오랫동안 데치면 좋지 않다. 물에 데칠 경우 차라리 국물과 함께 먹을 수 있는 수프로 해서 먹는 것을 추천한다. 브로콜리의 줄기에도 영양소가 많기 때문에 버리지 말고 먹도록 하자.

브로콜리와 마늘의 궁합이 좋기 때문에 같이 먹는 것을 추천한다. 브로콜리의 설포라페인 성분이 매운 성분과 만나면 상승효과 있어, 겨자, 고추냉이, 양배추, 미나리, 루꼴라 등과 같이 먹으면 영양 흡수율이 좋아진다고 한다.

양배추

안티에이징의 최우수 선수

양배추는 고대 그리스 시대부터 즐겨 먹던 채소로 미국의 <타임Time>지가 선정한 서양 3대 장수 식품 중 하나다.

양배추는 부위별로 영양소 함유량이 다른데, 겉잎에는 비타민 A와 철분, 칼슘이 풍부하고 하얀 속잎에는 비타민 B군과 비타민 C 함량이 높다. 특히 양배추 잎 2~3장만으로도 하루 섭취량인 비타민 C를 조달할 수 있다. 비타민 K는 칼슘이 뼈에 정착하는 것을 도와주는데, 당화가 진행되면 발생하기 쉬운 골다공증의 예방에도 효과적이다.

양배추의 비타민 U 성분은 위궤양 치료의 효과가 있고 위장관 내 세포의 재생을 도와주는 역할을 한다. 실제 쥐를 통한 실험 결과 양배추를 먹였을 때 위점막 회복률이 46퍼센트 향상되었으며 출혈, 상처 등의 염증이 완화되는 것으로 나타났다. 양배추는 또한 암 예방에도 효과가 있는데, 미국 미시간주립대의 조사에서 주 3회 이상 양배추를 먹는 여성은 그렇지 않은 여성에 비해 유방암에 걸릴 확률이 72퍼센트나 낮은 것으로 확인되었다.

양배추의 영양성분은 양배추의 속으로 들어갈수록 높아지며, 심지 부위에는 특히 위장에 좋은 비타민 U 성분이 가장 많은 것으로 밝혀졌다.

잎 2~3장에 하루분의 비타민 C가 있다

효능

항당화, 항산화, 암 예방

주요 유효성분

- 비타민 B
- 비타민 C
- 비타민 K
- 비타민U(카베진)

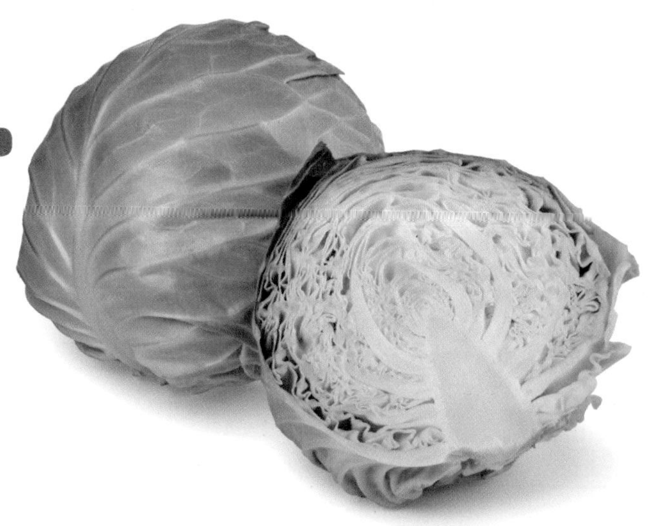

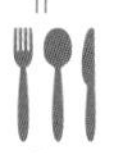

제대로 먹는 방법

양배추에 함유된 대부분의 영양소는 열에 취약하기 때문에 생식으로 즙이나 주스를 만들어 먹는 것이 좋고, 가열 조리를 해야 할 때는 살짝 볶거나 데쳐서 사용하는 것이 좋다.

특히 양배추의 심지는 단단하고 질겨서 대부분 버리고 있는데, 심지를 살짝 찐 후 분쇄기에 갈아서 주스로 마시면 좋다. 주스로 갈아 마실 경우 사과나 오렌지를 함께 넣으면 양배추의 비린 맛을 완화할 수 있다.

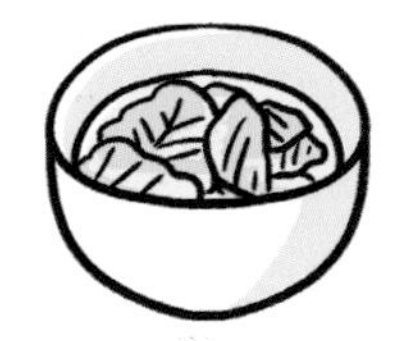

★ 최강의 조합 : 연어, 올리브유, 깨

13

토마토

혈관을 강하게 하고
젊음과 아름다움을 유지시켜준다

"토마토가 빨갛게 익으면 의사 얼굴이 파랗게 된다"라는 유럽 속담이 있다. 즉 토마토는 의사가 필요치 않을 정도로 건강에 좋은 식품이라는 뜻이다.

토마토가 건강식품으로 주목받는 가장 큰 이유는 '라이코펜' 때문이다. 토마토의 붉은색을 만드는 라이코펜은 노화의 원인이 되는 활성산소를 배출시켜 세포의 젊음을 유지시킨다. 또한 라이코펜은 남성의 전립선암, 여성의 유방암, 소화기 계통의 암을 예방하는 데 효과가 있다. 라이코펜이 알코올을 분해할 때 생기는 독성물질을 배출하는 역할을 하므로 술 마시기 전에 토마토 주스를 마시거나 토마토를 술안주로 먹는 것도 좋다.

토마토는 비타민 K가 많아 칼슘이 빠져나가는 것을 막아주고 골다공증이나 노인성 치매를 예방하는 데 도움이 된다. 또한 항당화 작용이 있어 알파리포산이 AGE가 체내에 축적되는 것을 예방해준다. 토마토에 함유된 비타민 C는 피부에 탄력을 줘 잔주름을 예방하고 멜라닌 색소가 생기는 것을 막아 기미 예방에도 효과가 뛰어나다. 아울러 토마토에 들어 있는 칼륨은 체내 염분을 몸 밖으로 배출시켜 우리나라 사람들의 짜게 먹는 식습관에서 비롯된 고혈압 예방에도 도움이 된다.

토마토는 다이어트에도 제격이다. 토마토 1개(200그램)의 열량은 35킬로칼로리에 불과하며 수분과 식이섬유가 많아 포만감을 준다. 이에 식사 전에 토마토를 한 개 먹으면 식사량을 줄일 수 있으며, 소화도 돕고 신진대사를 촉진하는 효과도 있다.

라이코펜이 활성산소를 격퇴

효능

항산화, 항당화. 혈관을 유연하게 한다,
암 예방, 피부를 아름답게

주요 유효성분

- 라이코펜
- 비타민 C
- 알파리포산
- 케르세틴
- 식이섬유

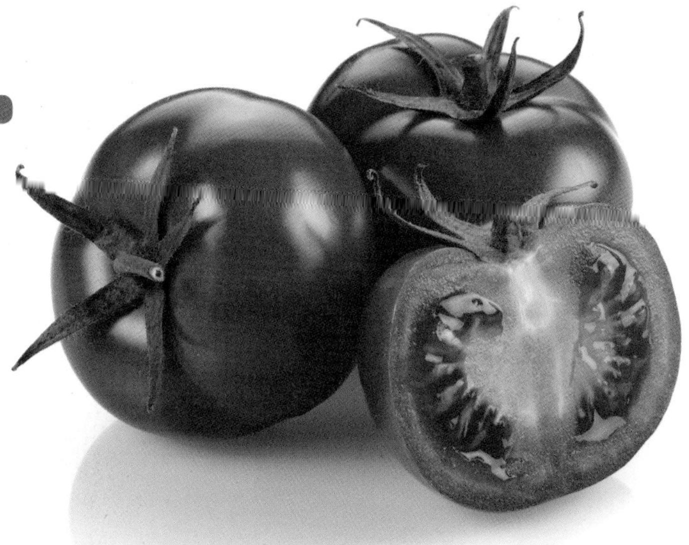

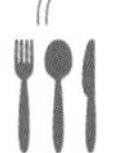

제대로 먹는 방법

색이 빨갈수록 라이코펜의 양이 많으므로 빨갛게 숙성된 토마토를 선택하자. 완숙 상태인 토마토는 주스로 만들어도 좋다.

토마토는 끓이거나 으깨면 체내에서 영양 성분이 더 잘 흡수되므로 다양한 요리법을 응용할 수 있다. 토마토 수프, 토마토 샐러드, 토마토 피자, 토마토 샌드위치, 해물 토마토찜 등은 맛도 좋고 몸에도 좋은 토마토 요리다. 또한 토마토를 올리브유, 우유 등과 함께 먹으면 영양소의 체내 흡수력을 높여 주므로 더욱 좋다.

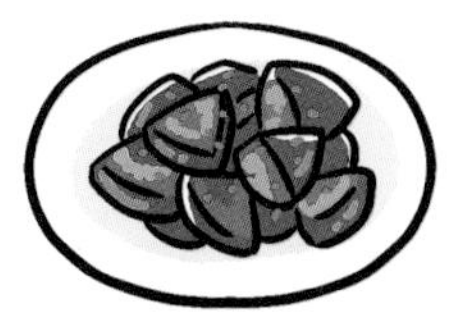

14

버섯류

면역세포를 활성화시킨다

버섯은 독특한 향기와 맛을 갖고 있기 때문에 세계 어느 나라에서나 애용되는 식품이다. 세상에는 20,000여 종의 버섯이 있는데 먹을 수 있는 것은 1,800여 종에 불과하다. 그만큼 독버섯이 흔하다.

버섯의 특징은 그 풍미와 맛에 있다. 향기의 성분은 렌티오닌Lenthionine, 계피산메틸Methyl cinnamate 등이며, 맛 성분은 글루타민, 글루탐산, 알라닌 등의 아미노산이다.

버섯은 고단백·저칼로리 식품이면서 식이섬유, 비타민, 철, 아연 등 무기질이 풍부한 건강식품이다. 버섯은 칼로리는 낮고, 포만감을 높이는 식이섬유가 풍부하여 과식을 억제하기 때문에 뛰어난 다이어트 식품으로 평가된다.

버섯에는 식이섬유가 40퍼센트나 들어 있어 장내의 유해물, 노폐물, 발암 물질을 배설하고 혈액을 깨끗하게 한다. 또한 버섯에 함유된 에르고스테롤은 햇빛의 자외선에 의해 비타민 D로 바뀌어 장내의 칼슘 흡수를 돕는다.

송이에는 비타민 B2, 비타민 C, 비타민 D가 많이 들어 있으며, 특히 독특한 향기와 맛에 의한 식욕 증진 효과가 뛰어나다.

영지는 중국에서 2,000년 전부터 최상급의 약초로 알려졌으며, 명나라 이시진이 지은 《본초강목》에는 "신이 주신 만병을 다스리는 약초로 오랫동안 먹으면 몸이 가벼워지고 늙지 않으며 수명을 연장시켜 신선이 된다"라고 했다. 우리나라에서는 영지를 산삼만큼 뛰어나다고 해서 불로초라 불렀으며 십장생 그림에도 영지가 들어있다.

특히 영지의 주요 성분은 다당체, 핵산, 무기질 등이 있다. 영지의 강한 쓴맛이 각종 생리활성을 나타내는 성분이다. 영지에는 다당체(식물성 섬유), 키틴질(천연 섬유질), 고분자 단백질인 베타글루칸, 노화 방지를 해주는 핵산 물질 등이 함유되어 있다. 영지는 정혈, 이뇨, 해독, 혈압 조절, 천식 억제, 면역 증강 등의 작용을 한다.

표고에는 비타민 B1·B2, 칼륨 등이 많이 있으며, 혈중 콜레스테롤을 저하시키는 에리타데닌Eritadenine과 암세포의 증식을 억제하는 렌티난Lentinan이 들어 있다. 표고는 저칼로리 정력 보강 식품으로 혈액 순환 개선, 혈당 조절, 바이러스 증식 억제, 면역력 증강 등의 작용을 한다.

버섯류에 함유된 단백다당류는 혈관을 청소하는 작용이 뛰어난 편이다. 특히 혈전 생성을 억제하고, 혈전을 녹이는 작용이 있어서 뇌경색 예방에 도움이 된다. 버섯은 우리 몸을 감염으로부터 방어하는 데 중요한 역할을 하는 호르몬 유사 단백질 사이토킨의 혈중 수치를 증가시킴으로써 면역력을 높인다는 사실이 실험 결과를 통해 밝혀졌다.

베타글루칸이 생활습관병을 예방

효능

항당화, 대사 증진, 암 예방, 항산화

주요 유효성분

- 비타민 B1, B2, B6
- 비타민 C
- 비타민 D
- 베타 글루칸
- 식이섬유

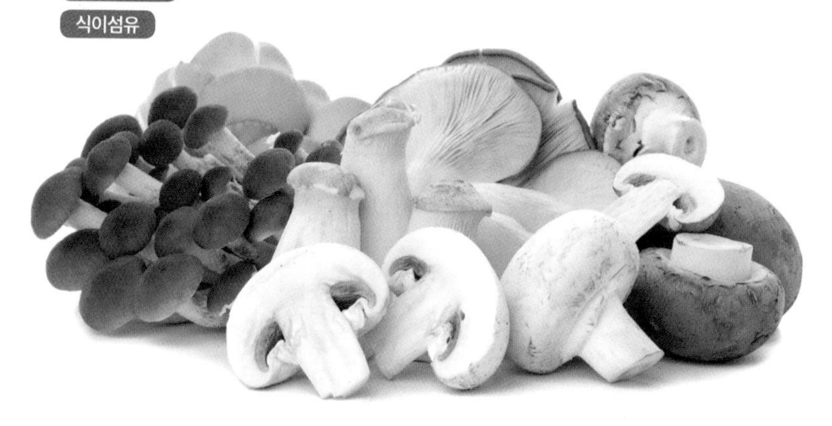

제대로 먹는 방법

가능한 통째로 먹는 것이 중요하다. 최소한의 돌이나 먼지 등만 털어내어 먹는 게 좋다. 심대도 먹는 것이 좋다. 버섯을 삶은 국물도 사용하도록 하자. 버섯은 주로 된장국이나 수프 등의 부재료로 쓰인다. 오일을 뿌려서 찜으로 먹는 것도 추천한다. 튀김을 하거나 버터 등으로 볶을 때는 고온에서 당화가 진행되므로 주의해야 한다.

★ 최강의 조합 : 조개, 굴, 간

15

키위

신체가 녹스는 것을 예방해주는 과일의 왕

영양가가 높아서 과일의 왕이라고 불우는 키위. 중국이 원산지이지만 중국에서도 오래된 약학서에 실릴 정도록 건강면에서는 효과가 큰 먹거리로 알려져 있다. 최근 일본에서는 키위 다이어트 열풍이 불어 '키위 스키너트Skinet'란 신조어까지 등장했다. 즉 스킨케어Skin Care와 다이어트Diet의 합성어로 하루에 키위 1~3개를 먹으면피부 미용과 체중 감량 효과를 함께 얻을 수 있다는 뜻이다.

키위는 사과보다 작아도 식이섬유로 꽉 찬 영양 덩어리 과일이다. 키위가 다이어트의 핵심으로 떠오른 이유는 풍부한 식이섬유 함량 때문이다. 키위에 든 식이섬유는 사과의 3배 수준이다. 팩틴과 같은 가용성 식이섬유는 혈액에 녹아 당, 콜레스테롤과 같은 영양소의 흡수를 지연시키는 효과가 있다.

반면 불용성 식이섬유는 대장 속 노폐물이 잘 배출되도록 돕는다. 변비를 개선해 몸에 쌓인 독소를 제거하고, 검버섯·잡티 생성을 막아주는 성분도 함유하고 있다. 키위는 과육보다 껍질 부위에 가용성 식이섬유인 펙틴이 더 많다. 따라서 키위를 반으로 잘라 껍질 바로 밑 부분까지 최대한 긁어먹는 게 좋다.

키위는 GI(혈당지수) 수치가 35로 매우 낮은 식품이다. 즉 키위 한 개의 칼로리는 50~70킬로칼로리 정도로 다른 과일과 비슷하지만 GI 지수가 낮아 천천히 흡수된다. 혈당지수가 낮으면 지방을 쉽게 소모할 뿐 아니라 지방이 적게 축적되어 체중 조절에 좋다. 대개 신맛이 나는 과일이 단맛 나는 과일에 비해 혈당을 천천히 높인다. 골드키위에는 오렌지의 2배에 달하는 비타민 C, 사과의 6배나 되는 비타민 E가 있다. 이 두 가지 비타민은 항산화 작용이 강하고 활성산소의 공격으로부터 세포를 지켜준다. 높은 항산력이 있고 전신을 안티에이징과 아름다운 피부를 만들어준다. 또 과다 섭취한 나트륨 배출을 도와주는 칼슘도 많이 함유되어 있다. 붓기와 고혈압을 예방해준다. 또한 바나나 2개 정도의 식이섬유도 함유되어 있다. 풍부하게 들어있는 구연산과, 섭취한 음식물을 에너지로 변환하는데 효과가 있고 대사를 진척시켜 안티에이징에 역할을 해준다. 과일 중 가장 풍부한 엽산, 칼슘, 인 등 무기질이 다량 함유되어 있다.

키위는 면역력 증강 효과가 좋아 서양에서는 감기나 잔병치레가 많은 아이들에게 많이 먹이라고 권장한다. 또한 골드키위는 성장호르몬 분비를 촉진시키는 글루탐산과 아르기닌을 포함한 다양한 아미노산이 풍부하며, 뇌 발달과 폐 기능 향상에 효과적인 식물성 성장호르몬 이노시톨을 함유하고 있다. 키위 과즙에는 단백질 분해 효소인 악티니딘Actinidine이 들어 있어 고기를 먹은 뒤 후식으로 먹으면 단백질 소화를 도와준다. 또한 키위는 나트륨은 적고 칼륨은 대단히 많아 고혈압 예방에도 좋다.

활성산소와 싸우는 폴리페놀의 힘

효능

항산화, 아름다운 피부, 고혈압 예방, 붓기 예방

주요 유효성분

- 비타민 C
- 비타민 E
- 키위 폴리페놀
- 칼륨
- 식이섬유
- 구연산

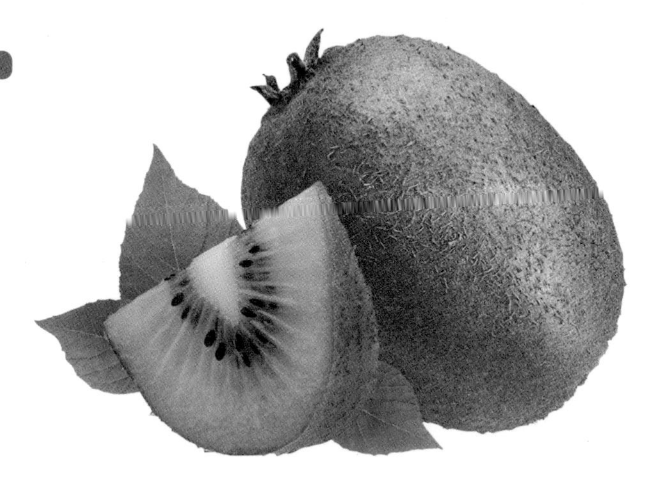

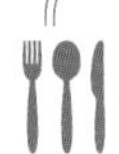

제대로 먹는 방법

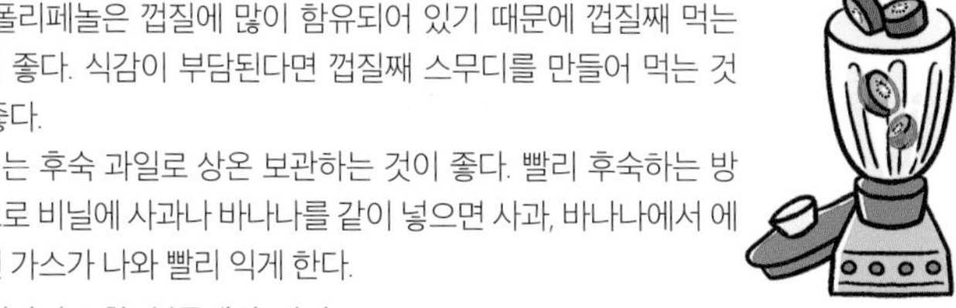

비타민 C, E는 가열하면 손실이 많기 때문에 생으로 먹는 게 좋다. 폴리페놀은 껍질에 많이 함유되어 있기 때문에 껍질째 먹는 것이 좋다. 식감이 부담된다면 껍질째 스무디를 만들어 먹는 것도 좋다.

키위는 후숙 과일로 상온 보관하는 것이 좋다. 빨리 후숙하는 방법으로 비닐에 사과나 바나나를 같이 넣으면 사과, 바나나에서 에틸렌 가스가 나와 빨리 익게 한다.

★ 최강의 조합 : **블루베리, 딸기**

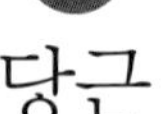

당근

노화에 저항하는 영양소가 듬뿍

당근은 녹황색 채소 중 베타카로틴의 함량이 가장 높다. 이 베타카로틴은 체내에 흡수되면 비타민 A로 전환되는데 이는 특히 눈 건강에 좋으며, 이외에도 항산화 작용으로 노화 방지 및 암 예방에 도움을 준다. 또한 당근에는 루테인, 리코펜 성분이 풍부하여 눈 건강과 시력 형성에 효과가 있으며, 면역력 향상, 고혈압, 동맥경화를 예방하는 역할을 한다.

비타민 A는 지용성 비타민으로 기름과 함께 섭취하면 흡수율이 훨씬 높아지기 때문에, 껍질째 기름과 함께 요리하는 것이 당근의 영양을 온전히 즐길 수 있다.

당근에는 비타민 C를 산화시키는 아스코르비나아제라는 성분이 들어있어 비타민 C가 풍부한 다른 채소와 함께 섭취할 경우 흡수를 저해할 수 있다. 단, 아스코르비나아제는 열과 산성에 약하기 때문에 식초를 첨가하거나 가열 조리를 하면 다른 채소의 비타민 C를 온전히 흡수할 수 있다.

고혈압이나 암, 시력 저하 방지

효능

항당화, 항산화, 신진대사 증진, 고혈압 예방,
암 예방, 피부를 아름답게

주요 유효성분

알파리포산

비타민 A(베타카로틴)

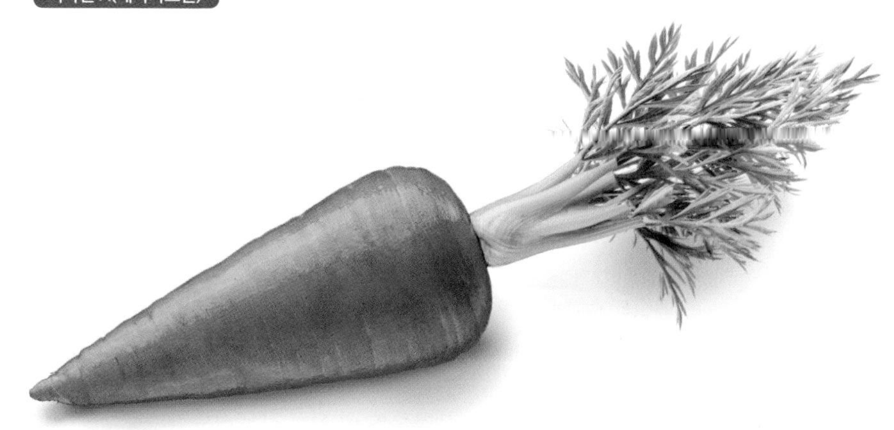

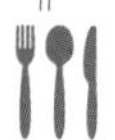

제대로 먹는 방법

죽, 수프, 국, 볶음, 생채, 튀김 등 어떤 조리법에도 잘 어울린다. 당근은 주로 껍질을 벗겨서 먹지만 베타카로틴이 풍부하기 때문에 껍질째 먹는 것이 더 좋다. 당근에 있는 비타민 A는 지용성 비타민으로 기름과 함께 섭취하면 흡수율이 훨씬 높아진다. 기름에 살짝 볶아 볶음요리를 만들거나, 얇은 튀김옷을 입혀 튀겨 먹어도 좋다. 당근 자체에 당질이 많기 때문에 과식하지 않도록 해야 한다.

17

블루베리

피부를 젊게 만드는 경이로운 재생력

북미 대륙의 인디언들은 옛날부터 블루베리를 식품으로 사용하였으며, 열매와 잎의 엑기스는 괴혈병, 당뇨병, 비뇨기 질환 등의 치료에 이용했다.

제2차 세계대전 중에 영국 공군의 조종사가 빵에 블루베리를 빵 두께만큼 발라 먹은 결과 "희미한 빛 속에서도 물체가 잘 보였다"라고 증언했다는 말에 학자들이 연구했다고 한다.

최근 스마트폰이나 컴퓨터 등의 장시간 이용으로 인해 눈의 피로와 스트레스가 증가되고 있다. 블루베리에 함유되어 있는 안토시아닌 배당체는 '눈의 영양소'로서 역할이 급속히 부각되고 있다.

블루베리 색소의 연구 개발과 임상시험 결과 눈에 좋다고 하는 기능을 포함하여 여러 생리기능이 확인되고 있다. 이들 생리기능에는 눈 망막의 로돕신 재합성의 활성화 촉진, 암 순응 촉진 효과, 모세혈관 보호 작용, 항산화 작용, 비타민 P와 같은 작용, 항궤양 활성 및 항염증 작용, 정장 작용(식이섬유) 등이 있다.

최근에 큰 주목을 받고 있는 것이 피부의 안티에이징에 있어서 꿈같은 효과를 자랑할 만하다.

노화를 방지할 뿐만 아니라 AGE의 축적에 의해 생긴 주름과 늘어짐, 칙칙하게 된 피부를 이전의 상태로 되돌려주는 작용을 한다는 것도 밝혀졌다. 그 효과는 의약품에 필적할만하다는 데이터가 있다. 추출액을 피부에 바르는 경우의 연구결과지만 음식으로 섭취할 때도 아름다운 피부를 기대할 수 있다.

진행된 노화를 원래로 되돌려준다

효능

항당화, 항산화, 아름다운 피부

주요 유효성분

- 안토시아닌
- 비타민 A
- 비타민 E
- 후라보노이드
- 식이섬유

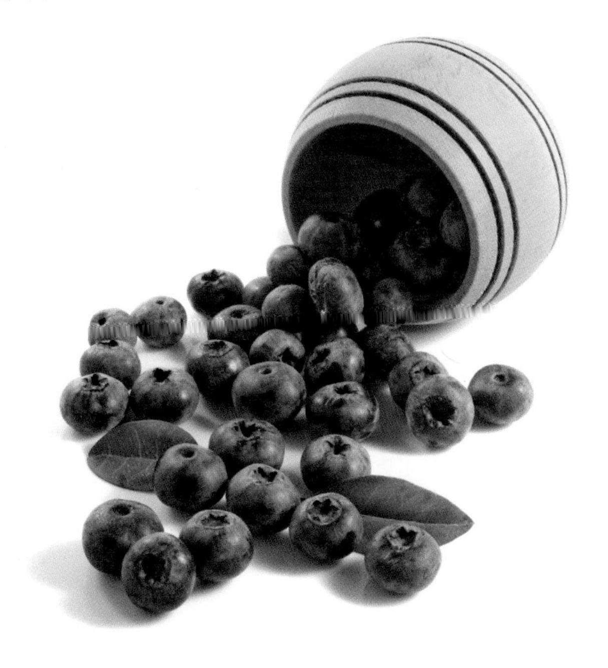

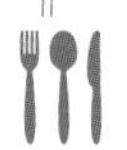

제대로 먹는 방법

주로 생으로 먹거나 잼, 주스, 시럽조림, 과실주 등으로 먹고 있다. 완숙된 상태로 먹는 것이 중요하다. 열매까지 진하게 물들어 있는 것이 잘 익었다는 것이다. 수확 후에도 계속해서 익어가므로 빨리 먹도록 한다. 잼이나 시럽조림 등은 과당으로 섭취하게 되므로 생으로 먹거나 스무디로 해서 먹는 게 좋다. 블루베리에 부족한 칼슘과 지방이 있는 치즈와 함께 섭취해도 좋다.

★ 최강의 조합 : **키위, 딸기**

18

레몬과 식초

얼굴이 찡그려지는 신맛이지만 건강에는 미소가 활짝

일본에서는 우메보시를 하루에 한 개씩 먹으면 의사가 필요 없다는 말이 있다. 그만큼 옛날부터 사람들의 건강에 도움이 되는 구연산이 듬뿍 들어있는 식품이 레몬과 식초다. 유자 등의 감귤류나 식초의 강렬한 산미의 근원이 되는 성분이다.

신진대사를 원활하게 해주고 혈액이 잘 흐르게 하여 피로를 없애주는 살균작용도 한다. 구연산에는 항산화 작용도 있다. 특히 레몬에는 항산화 작용이 강한 비타민 C가 듬뿍 들어있어 여러 가지의 생활습관병을 예방하고 노화를 억제시켜준다.

식초는 초산·구연산·아미노산·호박산 등 60여 종 이상의 유기산을 포함하고 있으며, 비타민과 무기질 등 각종 영양소의 체내 흡수를 도와주는 촉진제 역할을 한다. 또한 많은 아미노산이 들어 있으며, 그 가운데 일부는 비만을 방지하고 콜레스테롤을 저하시켜 지방간을 막는 작용을 한다.

주목할 만한 것은 요리와 함께 섭취한다면 당화의 해를 예방해준다는 것이다. 튀김에 레몬이나 식초를 뿌리는 것만으로도 요리에 함유된 AGE의 양을 반 정도로 줄여준다는 연구 결과도 있다. 구연산은 체내에서 당대사를 촉진시켜준다. 고온에서 가열한 요리법일수록 AGE가 생성된다는 것을 앞에서 여러 번 이야기 했지만, 튀김이나 볶음 요리가 많은 중화요리에 식초를 뿌려서 먹는다면 AGE를 낮추는 데 도움이 많이 된다.

요리에 뿌려주면 노화를 멀리한다

효능

항산화, 항당화, 살균

주요 유효성분

비타민 C(레몬)

구연산

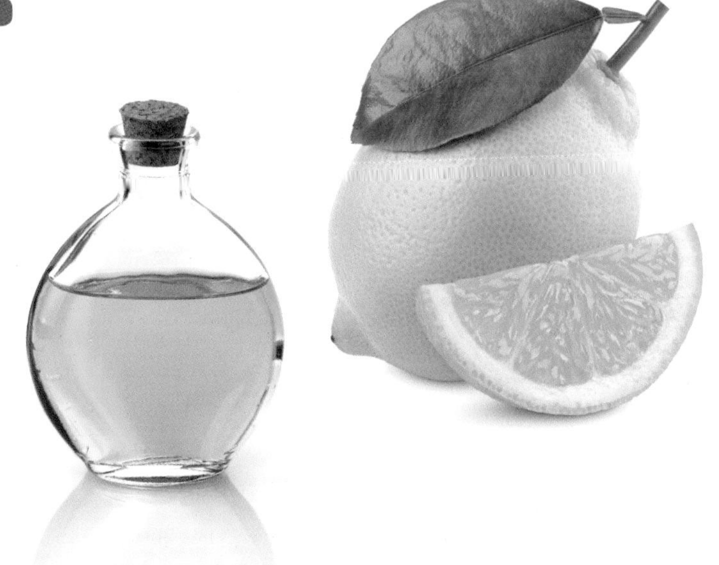

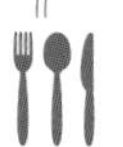

제대로 먹는 방법

비타민 C의 효과를 살리기 위해서는 레몬을 추천하지만 신맛을 싫어하는 사람은 조림 요리 등에 사용해도 좋다. 다행하게도 구연산은 가열해도 파괴되지 않는다. 신맛이 날아가 담백한 풍미만 남아 고기를 부드럽게 하는 효과도 있다. 그러나 아무리 좋은 것이라도 과잉되면 유해한 것이 되므로 소량씩 적당하게 먹어야 한다.

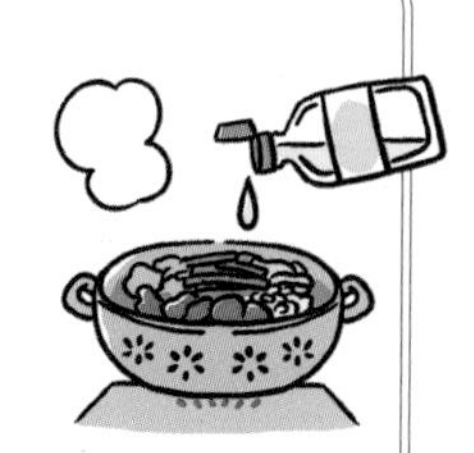

19

사과

껍질째 먹으면 의사가 필요 없다

몸에 좋은 성분이 많이 들어있다. 피로회복에 효과가 있는 구연산과 사과산, 나트륨을 몸 밖으로 내보내 고혈압과 붓기 등을 예방해주는 칼륨, 장내의 착한 균을 증가시켜 정장작용이 있는 펙틴 등이 대표적이다.

그중에서도 주목하고자 하는 것이 폴리페놀이다. 특히 껍질 부분에 많이 포함되어 있다. 수천 종류라고도 하는 폴리페놀 중에서도 특히 강력한 항산화 작용을 자랑한다. 사과 폴리페놀에는 발암성 물질의 활성화를 억제하는 효과가 있다.

우리 몸속에서는 산화와 당화가 동시에 발생한다. 이때 산화를 억제할 수 있다면 AGE를 격퇴하는 데 있어서 매우 중요하다. 혈당치의 급격한 상승을 막고, 혈관에 쌓이는 유해 콜레스테롤을 몸 밖으로 내보내고 유익한 콜레스테롤을 증가시켜 동맥경화를 예방해준다. 또한 칼륨은 몸속의 염분을 배출시켜 고혈압 예방과 치료에 도움을 준다. 수용성 식이섬유인 펙틴 또한 위액의 점도를 높히고 악성 콜레스테롤을 내보내어 급격한 혈압 상승을 억제해준다. 페놀산은 체내의 불안정한 유해산소를 무력화시켜 뇌졸중을 예방한다.

사과에 함유된 케세틴은 폐 기능을 강하게 하여 담배연기나 오염물질로부터 폐를 보호해준다. 또한 피로물질을 제거해주는 유기산과 피부미용에 좋은 비타민 C도 다량 함유되어 있다. 사과의 과육은 잇몸건강에 좋으며 사과산은 어깨 결림을 감소시키는 효과가 있다. 사과로 만든 식초는 화상·두드러기 등을 치료하는 데 쓴다. 사과는 건강 유지부터 피부미용, 다이어트까지 해주는 든든한 과일이다.

암을 제압하는 강력한 폴리페놀

효능

항산화, 항당화, 고혈압 예방, 암 예방, 피부 미용

주요 유효성분

- 사과 폴리페놀
- 구연산
- 사과산
- 펙틴
- 칼륨

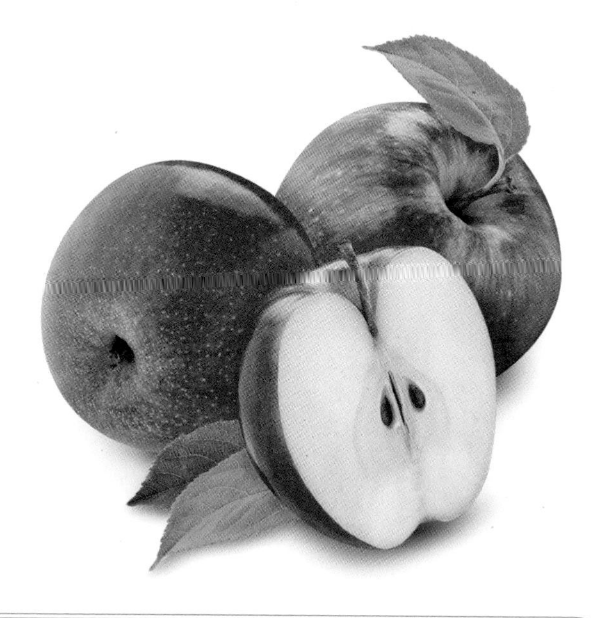

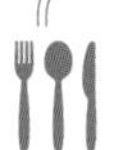

제대로 먹는 방법

폴리페놀이 사과 껍질 부분에 많이 들어 있기 때문에 통째로 먹는 것이 가장 좋다. 농약이 걱정된다면 제대로 확인할 수 있는 식품을 사도록 하자. 또한, 표면이 끈적거리는 것은 왁스나 농약이 아니라 익어감에 따라 표면에 나오는 올레인산이나 리놀산이다. 먹어도 걱정할 필요는 없다. 샐러드나 요리에 넣어 먹는 것도 좋다. 돼지고기에 사과를 첨가할 경우 칼륨을 섭취할 수 있으므로 육식으로 과잉 섭취되는 염분 배출에 도움이 된다.

20

아보카도

영양 만점의 먹는 미용 식품

멕시코가 원산지인 아보카도는 비타민과 미네랄이 많은 건강 과일이다. 퓨전 음식의 열풍과 함께 요리를 장식하거나 소스의 재료로 애용되고 있다.

아보카도는 숲의 버터, 숲의 밀크라고 불리는데 농후한 식감이 특징이다. 단백질이나 비타민 B군, 칼륨, 마그네슘, 등의 비타민, 미네랄류, 식이섬유 등이 풍부해서 안티에이징에 효과적인 우수한 성분이 듬뿍 함유되어 있다. 먹는 미용액이라 불리고 있다. 그중에서도 주목할 만 것이 비타민 E, 젊어지는 비타민이라고도 부를 정도로 높은 항산화 작용을 가져 세포의 노화를 예방해주는 역할을 한다.

또 아보카도는 지방분의 80퍼센트 정도는 혈액을 잘 흐르게 해주는 올레산과 리놀레산이 있다. 어느 쪽이든 동맥경화를 예방하고 콜레스테롤 수치와 혈압을 떨어뜨리는 효과가 있다. 40세가 넘으면 적극적으로 섭취해야 할 양질의 지방이다. 리놀레산에는 건조한 피부를 지켜주는 작용을 하고 올레산에는 당질을 지방으로 축적되는 것을 예방해주는 역할도 한다. 피부 미용과 다이어트에도 매우 좋은 식재료다.

풍부한 비타민 E가 세포를 젊게 해준다

효능

항산화, 혈관을 유연하게 한다,
혈액 순환 촉진, 피부 미용

주요 유효성분

- 비타민 B1
- 비타민 B2
- 비타민 E
- 올레산
- 칼륨
- [illegible]
- 식이섬유

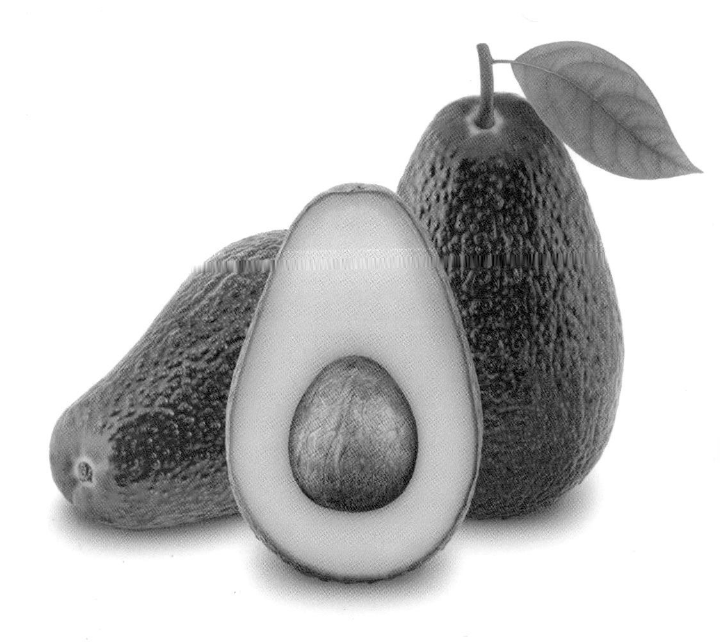

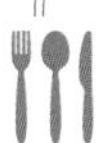

제대로 먹는 방법

생으로 먹어도 좋고 가열해서 먹어도 좋다. 채소가 아니라 과일이지만 단맛이 없기 때문에 샐러드나 회와 함께 먹을 수 있다. 소스를 만들거나 요리재료로 사용하며 빵에 발라먹거나 아보카도기름을 채취하기도 한다. 하루 반 개 정도가 적당하므로 매일 식사를 통해 조금씩 섭취하는 것을 추천한다.

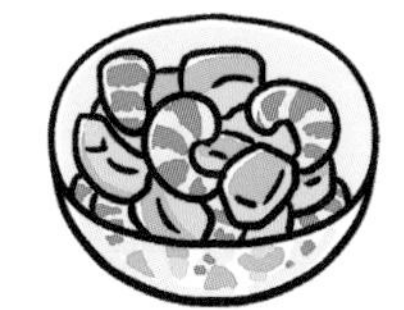

★ 최강의 조합 : 아스파라거스, 연어, 새우

21

두부, 콩가루, 낫또

폴리페놀이 풍부한 밭의 고기

콩에 들어 있는 단백질의 양은 농작물 중에서 최고이며, 구성 아미노산의 종류도 육류에 비해 손색이 없다. 콩에는 비타민 B군이 특히 많고 A와 D도 들어 있으나 비타민 C는 거의 없다. 그러나 콩을 콩나물로 재배할 때는 싹이 돋는 사이에 성분의 변화가 생겨 비타민 C가 풍부한 식품이 된다.

다이어트 중이거나 40세 이상인 사람은 적극적으로 섭취하는 것이 좋다. 또 당화를 예방해주고 AGE를 감소시켜주는 효과를 지닌 비타민 B1, 세포와 뇌를 젊게하는 레시틴, 혈액 순환을 촉진시키며 면역력을 높이는 사포닌 등 안티에이징의 역할에 도움이 되는 성분이 많다.

우리나라에서는 콩 제품으로 콩나물, 두부, 된장 등을 많이 먹는다. 콩은 맛이 달지 않다. 날 것 그대로의 생콩은 비린 맛이 강하며, 너무 오래 삶으면 메주 뜬 맛이 난다. 콩에 함유되어 있는 파이토에스트로겐(식물성 에스트로겐)인 '이소플라본'의 맛이 쓴 편이다.

특히 이소플라본은 폴리페놀의 일종으로 높은 항산화 작용과 함께 여성호르몬과 흡사한 역할을 한다. 피부가 칙칙해지는 것을 방지해주는 미백 효과와 뼈를 튼튼히 해주는 효과가 있다. 또 나쁜 콜레스테롤을 감소시켜 체내에 지방이 축적되는 것을 방지해준다.

항산화력을 자랑하는 콩 이소플라본

효능

항산화, 항당화, 비만 개선, 혈액 순환 촉진,
골다공증 예방

주요 유효성분

- 콩 이소플라본
- 사포닌
- 레시틴
- 비타민 A
- 비타민 B1
- 비타민 D

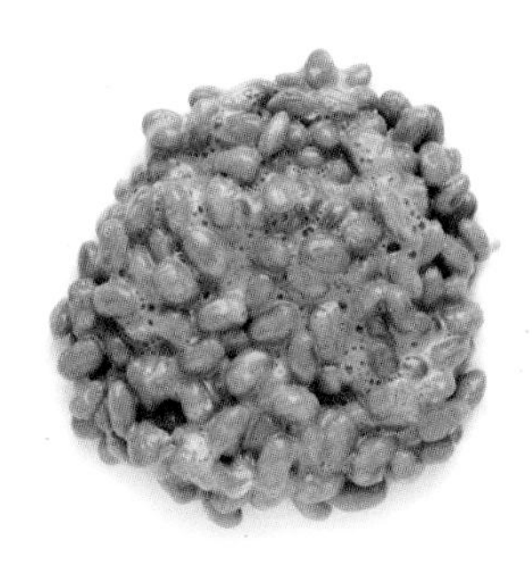

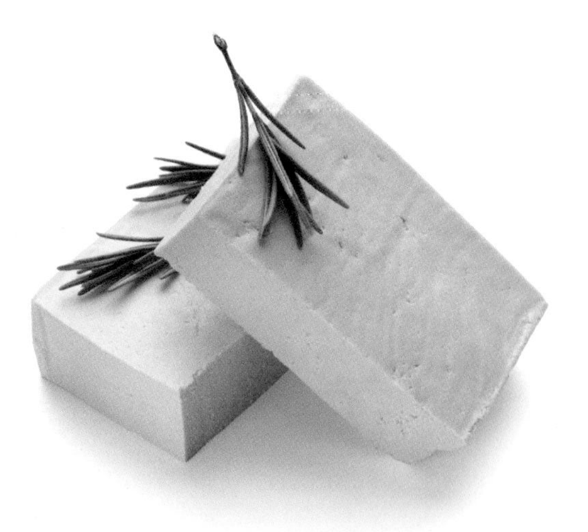

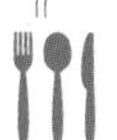

제대로 먹는 방법

미용과 건강에 좋은 콩이지만 콩의 이소플라본을 많이 섭취하는 것은 주의해야 한다. 된장국 한 그릇 정도의 두부, 유부의 1/2 정도가 각각 1일분이다. 체내에 저장할 수 없는 영양소가 많으므로 자주 조금씩 섭취하는 것이 중요하다.

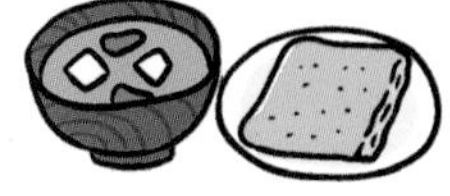

★ 최강의 조합 : 마늘, 부추, 대파, 양파

22

닭고기

점막과 피부를 튼튼하게 해준다

닭고기는 수육에 비해 연하고 맛과 풍미가 담백하며 조리하기 쉽고 영양가도 높아 전 세계적으로 폭넓게 요리에 사용된다. 캐나다나 미국에서는 옛날부터 감기에 걸리면 닭고기 수프를 먹는다고 한다.

닭고기는 쇠고기보다 단백질이 많다. 닭고기에 함유된 비타민 A는 피부와 점막을 튼튼하게 해주고 바이러스와 균으로부터 보호하는 기능을 가지고 있다. 특히 닭고기에 있는 비타민 A는 소고기나 돼지고기보다 10배 많다고 한다.

닭고기에 함유된 비타민 B6은 매일 꾸준히 조금씩 먹으면 AGE가 생기는 것을 예방해준다. 또 피로회복 효과가 있는 카루노신이라는 성분도 함유되어 최근에는 항당화 작용이 있다는 것이 밝혀졌다. 노화물질인 AGE의 축적을 저지해주므로 인지증 예방도 기대할 수 있다.

닭고기의 지질에는 불포화지방산인 올레산이나 리놀레산이 풍부히 함유되어 있는 것도 다른 고기와 다른 점이다. 닭고기가 맛있는 것은 글루탐산이 있기 때문이며, 여기에 여러 가지 아미노산과 핵산맛 성분이 들어 있어 강하면서도 산뜻한 맛을 낸다. 혈액을 잘 흐르게 하고 나쁜 콜레스테롤을 감소시켜주므로 안심해서 먹어도 된다.

카루노신 파워로 AGE 격퇴

효능
항당화, 피부를 아름답게, 인지증 예방,
혈액 순환 촉진

주요 유효성분

- 비타민 A
- 비타민 B6
- 올레산
- 카루노신
- 리놀레산

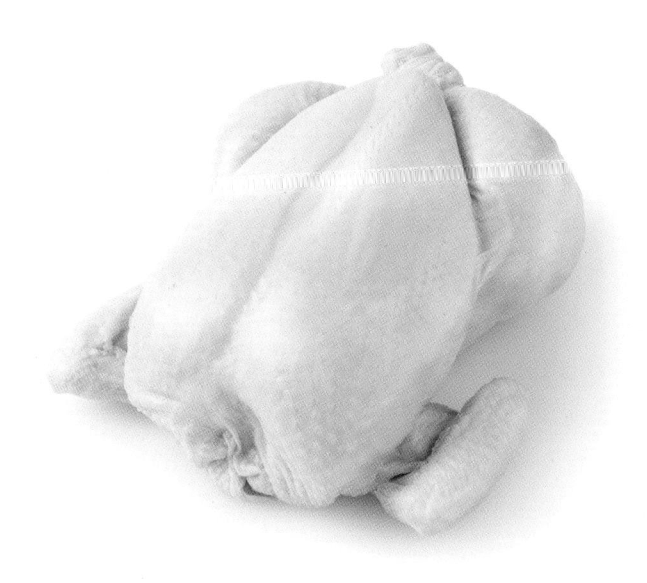

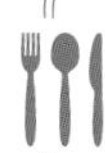

제대로 먹는 방법
고온 요리는 피하고 찜 요리나 수프가 좋다. 물에 녹는 영양소가 많으므로 삶을 경우에는 국물도 같이 먹도록 하자. 닭의 간에 함유된 비타민 A는 5g이므로 하루분의 섭취량이 충분할 정도로 풍부하다. 구운 닭고기의 간이라면 하나 정도면 충분하다.

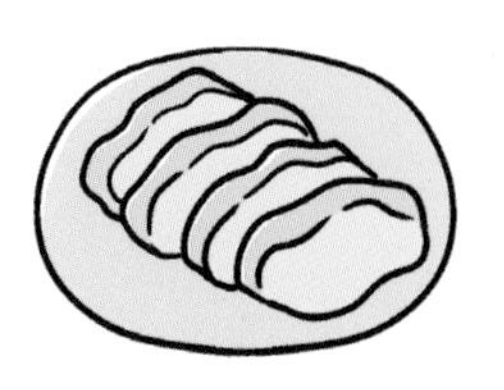

23

돼지고기

비타민이 풍부한 건강 장수 식재료

장수 마을로 알려진 일본 오키나와의 식탁에서 빼놓을 수 없는 식재료가 바로 돼지고기다. 비타민 B군을 풍부하게 함유한 것이 특징이지만, 그중에서도 비타민 B1은 쇠고기의 14~19배로 모든 식품 중에서도 발군의 양을 자랑하고 있다.

비타민 B1는 노화 방지에도 높은 효과를 기대할 수 있다. 비타민 B1은 당화를 억제하고, 체내에서 AGE가 발생하는 것을 막아 주는 역할을 한다. 물에 녹기 쉬워 체내에 비축할 수 없기 때문에 일상적으로 조금씩 섭취하는 것으로 노화를 효과적으로 막을 수 있다. 근육 강화와 면역력 향상, 노화 방지에 도움이 되는 양질의 단백질 보고이기도 하다.

또, 단백질을 전신의 근육, 장기, 머리 등에 골고루 퍼지게 하는 기능과 면역력을 올리는 기능을 가지는 아연도 풍부하다. 항산화 및 여성호르몬을 정상적으로 분비시켜 피부미용과 아름다운 머리카락을 만드는 데에도 도움을 준다. 아연은 어깨등심과 다진 고기, 등심 등에도 함유되어 있지만 간 부분에 특히 많이 함유되어 있다.

비타민 B1의 양은 식품 중에 톱클래스

효능

항당화, 항산화, 피부를 아름답게

주요 유효성분

비타민 B군(특히 비타민 B1)

아연

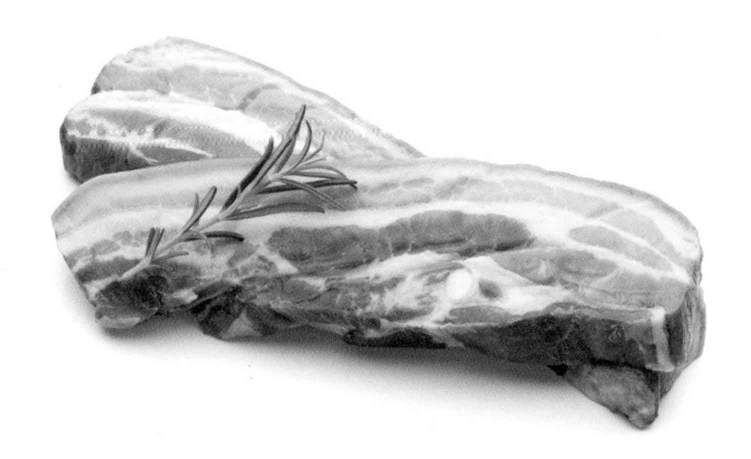

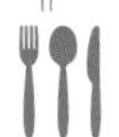

제대로 먹는 방법

돼지고기에는 갈고리촌충 등의 기생충이 있을 염려가 많으므로 날로 먹는 일은 피하고 반드시 충분히 익혀서 먹어야 한다. 지방에는 중성 지방과 콜레스테롤을 증가시키는 포화지방산도 많이 들어있다. 한 번 삶는 등의 방법으로 AGE 양을 감소시켜 먹는 것을 추천한다. 또한 베이컨이나 햄 등의 가공식품은 AGE가 많기 때문에 피하는 것이 현명하다.

★ 최강의 조합 : **마늘, 부추, 대파, 양파**

24

소고기

젊음과 스태미나를 유지하는 근원

스태미나가 붙는 음식의 대명사라고 할 수 있는 소고기. 소고기의 가장 큰 특징은 단백질과 비타민 B군이 풍부하고 균형 있게 함유되어 있다. 인간이 몸 안에서 만들 수 없는 '필수아미노산이 8종류가 함유되어 있어 근육이나 혈액을 만들고 체내의 조직이 정상적으로 재생하는 것을 지원한다.

일반적으로 고기를 많이 먹으면 살이 찌고 건강에 해롭기 때문에 고기의 섭취량을 줄여야 한다고 알고 있는데, 사실 우리나라 사람들이 연간 섭취하는 1인당 고기의 양은 약 38킬로그램이다. 고기를 많이 섭취하는 미국(120킬로그램)에 비해 1/3 수준밖에 되지 않는다. 미국 외에 다른 나라의 경우 호주는 93킬로그램, 유럽은 76킬로그램의 고기를 연간 섭취한다. 물론 고기를 과도하게 섭취하면 비만이 되고 건강에 해로운 건 사실이다. 그러나 현대인에게 비만의 주범은 오히려 탄수화물과 기름기 많은 패스트푸드의 섭취와 운동 부족이다.

소의 간에는 '피부의 비타민'이라고도 불리는 비타민 B6이 풍부하다. 피부를 노화로부터 보호하고 체내의 당화를 방지하며 AGE를 줄여주는 기능이 있다. 비타민 B군은 서로 도우며 일하기 때문에 비타민 B군을 골고루 포함한 쇠고기는 안티에이징에 필수적인 음식이다. 붉은 살에는 단백질의 기능을 돕는 철분과 아연, 인 등의 미네랄류가 풍부하다.

노화를 방지하는 비타민 B6이 듬뿍

효능

노화 방지

주요 유효성분

- 비타민 B1
- 비타민 B2
- 비타민 B6
- 철분
- 아연

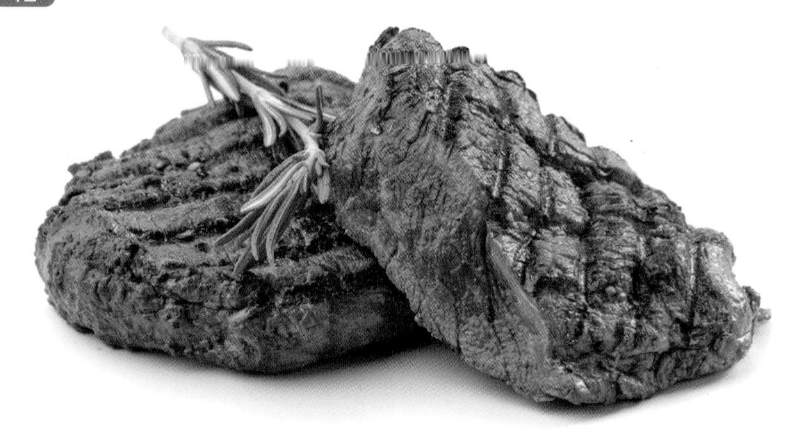

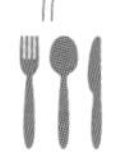

제대로 먹는 방법

등심이나 앞다리살 등의 부위를 샤부샤부 등으로 살짝 익혀서 먹자. 지방에는 중성지방이나 콜레스테롤을 증가시키는 포화지방산이 많이 함유되어 있으므로 주의해야 한다.

고온에서의 조리하거나 달콤한 맛은 AGE를 늘리기 때문에, 스테이크나 불고기는 가능하면 피하는 게 좋다.

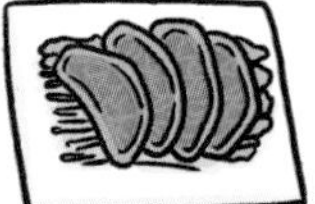

25

참치와 가다랑어

카르노신은 힘의 근원

다랑어와 새치류를 총칭하는 참치는 열대성 표층어 중에서 가장 큰 육식어류로 성장이 빠르고 맛이 좋아 귀중한 수산자원이다. 부위에 따라 각종 영양소의 함유량이 다른데 성인병을 예방하는 건강식품으로 각광을 받고 있다. 그 이유는 지방을 구성하고 있는 지방산의 특성 때문이다. 참치에는 음식물을 통해 섭취해야만 하는 불포화 지방산인 에이코사펜타에노산Eicosa-Pentaenoic Acid, EPA이 들어있다. EPA는 인체에서 혈액 응고를 억제하는 효과가 있다. 혈전 예방 효과가 있는 EPA를 많이 가지고 있는 것은 참치를 비롯한 연어, 고등어, 정어리, 전갱이 등 소위 등푸른 생선류의 특징이다.

참치라고도 불리는 참다랑어는 DHA, EPA가 풍부하고 칼로리와 지방이 낮아 바다의 닭고기라고 한다. 동맥 경화를 막아주는 타우린과 빈혈을 예방하는 철분, 비타민 B12가 풍부하다. 비타민 B6도 많이 함유되어 있어서 당화에 의한 AGE의 해에서 몸을 지켜준다.

또한 항당화 작용이 있는 카르노신이라는 성분이 함유되어 피로 회복과 노화 방지, 치매 예방 등의 효과를 기대할 수 있다. 가다랑어에는 항산화 작용이 높은 비타민 E, 뼈를 강하게 하는 비타민 D가 풍부하다.

일본 사람들은 전통 식품으로서 가다랑어를 이용해서 가공식품을 만드는데, 이것을 가쓰오부시라고 한다. 다랑어를 알맞게 다듬어 건조, 발효를 반복하여 몽둥이 모양의 단단한 제품을 만드는데 이를 얇게 썰어 국물을 우리는 데 이용한다. 또한 요리 위에 토핑처럼 뿌려서 먹기도 한다.

AGE 해로부터 몸을 지켜준다

효능

항당화, 항산화, 혈액 순환 촉진, 혈관을 유연하게 한다, 빈혈 예방

주요 유효성분

- 비타민 B1, B2, B6, B12
- 비타민 D(가다랑어)
- 비타민 E(가다랑어)
- 카르노신
- 타우린
- 철분
- EPA(참치)
- 메티오닌(참치)

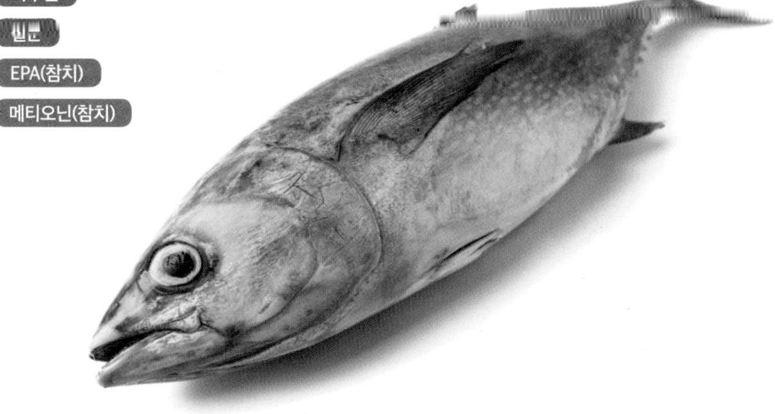

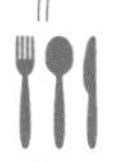

제대로 먹는 방법

회로 먹는 것이 일반적인데 생강에는 살균 작용이 있어 회로 먹을 때 같이 먹으면 좋다. 또한 생선의 거무스름한 부분은 단백질과 철분, 타우린 등 모든 영양소가 풍부한 부위다. 비린내를 잘 처리해서 남기지 말고 먹도록 하자.

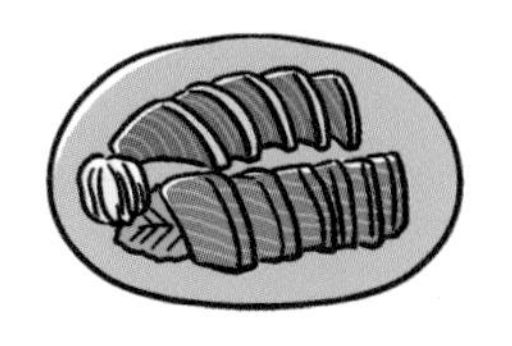

26

등푸른 생선

40세 이상에서는 필수 성분

등푸른생선인 참치, 꽁치, 정어리, 청어, 가다랑어 등의 기름에는 EPA와 DHA가 많이 함유되어 있다.

우리가 먹고 있는 지방은 동물성 기름(포화지방산)과 식물성 기름(불포화지방산)으로 나뉘어 사용했다. 그러나 최근에는 포화지방산, 리놀산, 알파리놀렌산, DHA, EPA 등으로 분류하고 있다.

일반적으로 일주일에 다섯 끼 이상 생선을 먹으면 EPA 및 DHA 섭취에 큰 도움이 된다. 생선에는 또한 양질의 단백질, 주요 무기질과 비타민이 들어 있다. 규칙적으로 생선을 섭취하는 사람들은 관상동맥 심장 질환으로 인해 사망할 확률이 섭취하지 않는 사람들보다 훨씬 더 낮다고 알려져 있다. 이는 '오메가-3 지방산' 때문이다. 오메가-3 지방산은 EPA 또는 DHA와 같이 생선의 기름에 많이 함유되어 있는 불포화지방산의 일종으로 신체의 뇌, 신경조직 등에 많이 분포되어 있으며 부족하게 될 경우 각 조직의 기능에 영향을 미칠 수 있다.

DHA는 신경계의 발달, 학습 기능 향상 등 다양한 약리 작용이 있는 것으로 밝혀졌다. 특히 DHA의 사람에 대한 임상실험에서 노인성 치매 증세에 대한 완화 효과도 입증된 바 있다. 또한 DHA는 활성산소를 제거하는 작용도 한다.

인지증을 예방하는 DHA & EPA

효능

혈관을 유연하게, 혈액 순환 촉진,
항산화, 암 예방, 피부를 아름답게, 골다공증 예방

주요 유효성분

비타민 D

비타민 B군

칼슘

DHA

EPA

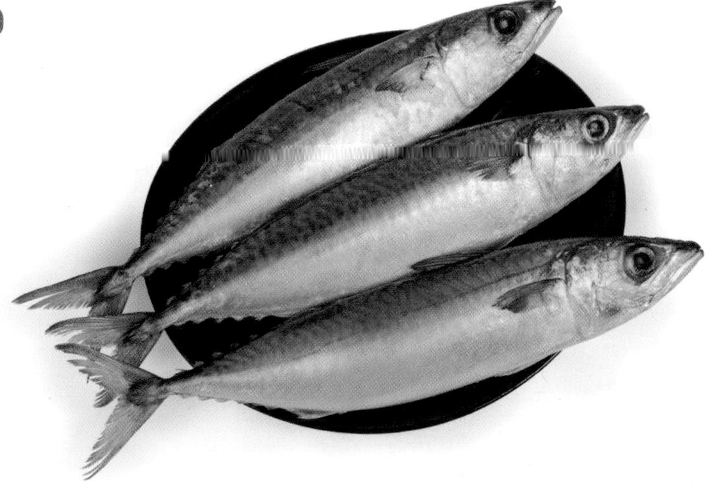

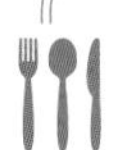

제대로 먹는 방법

생선구이 등으로 지방을 너무 많이 익히면 DHA와 EPA도 없어져 버린다. 생선회나 다진 회 등 날것 그대로 먹는 것이 좋다. '칼슘의 왕'이란 별명을 가지고 있는 멸치를 먹는 것도 좋다. 우리나라에서는 멸치를 말린 것 외에 젓갈로도 많이 유통되며 싱싱할 때는 회로도 먹는다. 나트륨이 많은 젓갈은 피하고, 조리 시간을 짧게 해서 먹자.

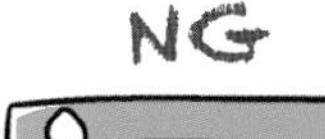

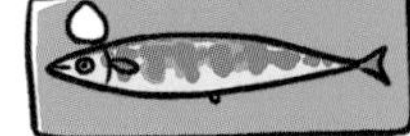

★ 최강의 조합 : 마늘, 부추, 대파, 양파

27

미역과 다시마

일본이 자랑하는 불로초

해조류의 주성분은 당질, 단백질, 무기질이고, 지방은 1퍼센트 정도이며, 그 외에 비타민과 무기질을 함유하고 있다. 당질 중에는 점질의 다당류가 많이 함유되어 있어 해조류에서 추출한 호료(糊料)는 가공식품에 많이 쓰인다.

미역, 다시마 등 갈조류에 함유되어 있는 미끈거리는 성분인 알긴산, 푸코이단은 콜레스테롤과 지방 흡수를 억제하고 염분을 배출시켜 혈중 콜레스테롤 수치를 낮춘다. 또한 알긴산이 위에서 소장으로 가는 음식의 이동을 지연시켜 혈당의 급격한 상승을 막아준다. 이때 해조류를 식초에 버무려 먹으면 당질 대사가 억제되므로 더욱 효과적이다. 장내 세균의 균형을 조절하는 기능도 있다. 물에 녹지 않고 대변의 부피를 늘리는 불용성 식이섬유도 듬뿍 함유되어 있기 때문에 다이어트 효과도 있다.

특히 요오드·칼륨·칼슘 등 무기염류가 많이 들어 있으므로, 다시마를 조금씩 자주 먹는 것은 무기염류의 공급을 위해서 좋다. 다시마에 들어 있는 라미닌이라는 아미노산은 혈압을 낮추는 효과가 있다.

미역은 칼로리는 극히 적고 비타민과 무기질이 풍부한 알칼리성 식품으로 일반 채소보다 영양소 함유량이 우수해 '바다의 채소'로 불린다. 미역은 산모나 여성에게 좋다. 요오드 성분이 많아 출산 시 산모의 잃어버린 혈액을 보충해주며 여성이 생리할 때 부족해진 철분을 보완하기도 한다. 포유류인 고래의 경우도 새끼를 낳은 뒤에 미역을 뜯어 먹는다고 한다.

혈압을 내린다, 알긴산의 파워

효능
항당화, 항산화, 고혈압 예방, 혈액 순환 촉진,
변비 예방

주요 유효성분

알긴산
베타카로틴
칼륨
칼슘

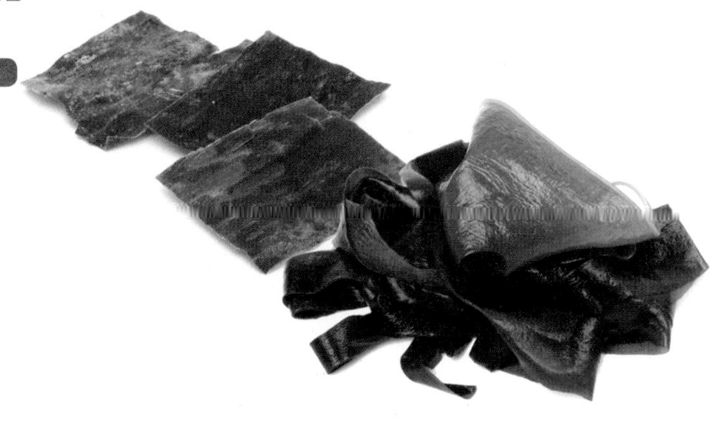

제대로 먹는 방법
해조류의 과잉 섭취는 오히려 몸에 해로울 수 있다. 우리나라 사람들은 요오드를 과다 섭취하고 있다. 특히 갑상선 기능항진증, 갑상선 기능저하증, 갑상선염이 있는 사람은 요오드가 많이 든 해조류나 해조류를 원료로 한 건강기능식품의 섭취를 삼가거나 대폭 줄여야 한다.

해조류는 날것으로 먹든 익혀 먹든 영양상으로 큰 차이는 없다. 그러나 미역, 다시마로 조림을 할 때 너무 끓이면 건강 성분인 알긴산을 손실하게 되므로 적당히 끓여야 한다. 대장 내시경 검사를 예약한 사람은 해조류를 일시적으로 먹지 않는 것이 정확한 검사를 하는 데 도움이 된다. 적정 섭취량은 미역은 조리했을 때 작은 그릇 하나 분량, 다시마는 사방 3~5㎝ 크기로 한 장이면 적당하다.

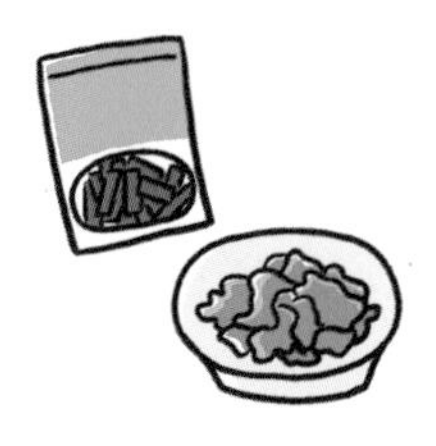

연어

분홍색은 궁극의 항산화력의 증거

북극권에서 생활하며 신선한 채소를 섭취하지 않고 사는 에스키모인이 있다. 이들이 건강을 유지할 수 있는 것은 연어 때문이다. 연어에는 생선과 바다표범의 지방에 많이 함유된 DHA와 EPA 등의 불포화 지방산이 충분히 함유되어 혈액을 매끄럽게 해서 동맥질환을 막아준다.

연어 핑크라는 색명도 있을 만큼 독특한 색깔도 연어의 특징 중 하나다. 이 분홍색의 원인은 아스타잔틴이라는 천연 색소로 비타민 E의 1,000배라고도 하는 궁극의 항산화 성분을 가져 나쁜 콜레스테롤이 생기지 않게 하며 암을 예방하는 기능이 있다. 피부미용 효과도 크며, 화장품 등에도 사용되는 성분이다.

연어에 함유되어 있는 성분 중 가장 주목받는 것은 EPA, DHA 등 오메가-3 지방산(불포화지방산)으로 고혈압, 동맥경화, 심장병, 뇌졸중 등 혈관 질환을 예방해준다. 자연산 연어가 양식 연어에 비해 오메가-3 지방산이 훨씬 많이 들어 있다. 오메가-3 지방산은 고등어, 참치, 정어리, 꽁치, 전갱이 등 다른 등푸른생선에도 많이 들어 있다.

연어는 비타민 A, 비타민 B군, 비타민 D, 비타민 E 등 비타민도 풍부하다. 햇볕을 쬐면 몸속에서 생성되는 '선샤인 비타민'으로 통하는 비타민 D의 주기능은 칼슘 흡수를 돕는 것이다. 따라서 중년 이후 골다공증이 심해 골절이 걱정되면 연어를 자주 먹는 것이 좋다. '회춘 비타민'으로 알려진 비타민 E는 연어 알에 많이 들어 있다.

비타민 E의 1000배의 항산화력

효능

항당화, 항산화, 암 예방, 동맥경화 예방,
혈액을 매끄럽게 흐르게 한다, 아름다운 피부

주요 유효성분

- 아스타잔틴
- DHA
- EPA
- 비타민 A
- 비타민 B군
- 비타민 D
- 비타민 E

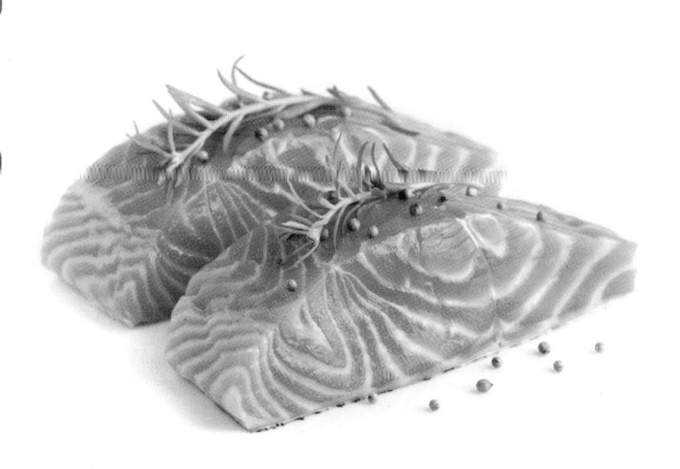

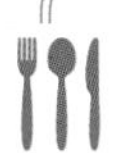

제대로 먹는 방법

연어를 살 때는 선홍색을 띠고 지방에 흰 힘줄이 섞여 있는 것을 골라야 한다. 맛은 산란기 직전에 바다에서 잡은 것이 최고이며, 강에서 잡힌 연어의 맛은 떨어진다. 연어는 구입 즉시 조리해 먹는 것이 좋다. 조리할 때 너무 많이 익히면 버석버석해진다. 뼈는 적당한 크기로 썰어 부드러워질 때까지 끓여 먹으면 아삭한 맛이 난다. 껍질에 EPA, DHA 성분이 많으므로 껍질째 먹도록 한다. 한편 연어에는 염분과 콜레스테롤이 상당량 들어 있으므로 유의해야 한다.

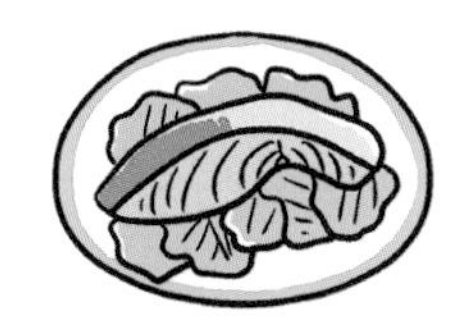

★ 최강의 조합 : **양배추**

29

바지락

건강한 피부와 모발의 토대를 만든다

바지락은 아름다운 피부와 머리카락을 만드는 명서포터라 할 수 있다. 아름다운 피부 및 머리카락과 직접 관련된 성분은 별로 포함되어 있지 않으나, 그 토대를 만드는데 필요한 비타민, 미네랄이 충분히 함유되어 있기 때문이다. 빈혈을 예방하고 영양이 구석구석까지 도달할 수 있는 환경을 만들어주는 철분과 비타민 B12의 양은 조개류 중에 최고다.

피부, 머리카락, 손톱 등을 건강하게 유지해주며 항산화 효소가 만들어지는 것을 돕는 아연도 듬뿍 들어 있다. 채소와 과일류를 함께 먹으면 피부의 탄력과 윤기, 아름다운 머리카락을 만들어내는 영양 밸런스가 완성된다.

더 좋은 점은 불필요한 염분을 밖으로 내보내 붓기를 막아주는 칼륨과 칼륨의 기능을 돕는 마그네슘이 모두 함유되어 있다는 것. 감칠맛 성분인 타우린은 콜레스테롤 수치를 낮추고 인슐린의 분비를 촉진해주는 효과도 기대할 수 있으며, 그 함유량은 봄과 가을 초에 많아지는 것으로 알려져 있다.

특히 바지락은 미량원소로서 무기질 함량이 매우 높아 대사 조절 작용으로 병에 걸렸을 때, 원기 회복에 좋은 음식으로 알려져 있다. 또한 바지락 조갯가루를 헝겊주머니에 넣고 달여서 차 마시듯 하면 치아와 뼈를 튼튼하게 해주는 등 인체에 칼슘을 보충해준다. 작고 흔한 조개이지만 살 뿐 아니라 껍데기까지 사람에게 많은 이로움을 준다.

칼륨이 붓기를 예방해준다

효능

항당화, 항산화, 혈액을 매끄럽게 흐르게 한다,
빈혈 예방, 피부를 아름답게

주요 유효성분

- 비타민 B1, B2, B6, B12
- 칼륨
- 칼슘
- 타우린
- 마그네슘
- 철분
- 아연

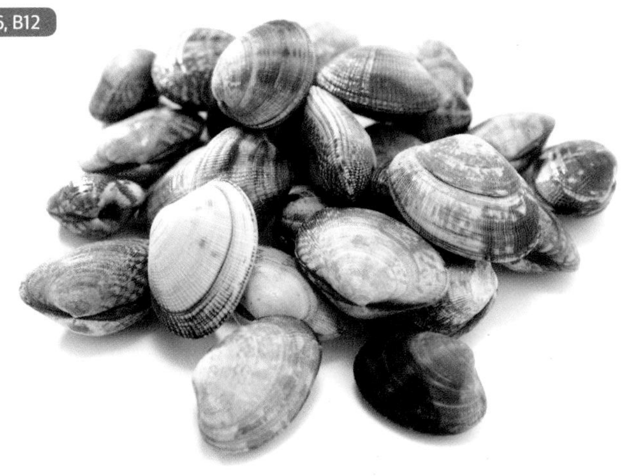

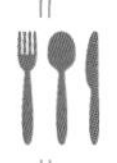

제대로 먹는 방법

된장국이나 수프, 파스타, 술찜, 무침 등 살짝 익혀 나오는 레시피가 제격이다. 당분이 많은 조림이나 고온 조리의 튀김은 피해야 한다. 비타민 B군은 수용성이기 때문에 국물 요리를 할 경우 한 방울도 남기지 말고 먹자. 바지락은 한곳에 정착해서 살아가는 특성으로 갯벌에 흘러드는 각종 오염원에 무방비로 노출되기도 한다. 또한 젓갈을 담그거나 날것을 요리하여 먹는 경우, 늦봄부터 초여름까지의 번식기에는 중독의 위험이 있으므로 피해야 한다.

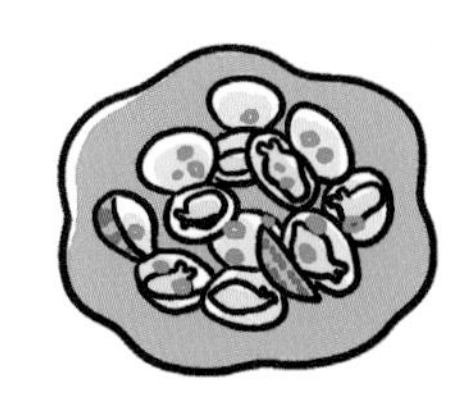

★ 최강의 조합 : **레몬. 양배추**

30

굴

영양이 응축된 기적의 식재료

굴은 단백질 중에서도 필수 아미노산, 칼슘 함량이 많아 '바다의 우유'라고 불린다. 굴에는 철, 아연, 구리, 망간 등의 미네랄이 풍부하다. 특히 굴에 풍부하게 들어 있는 철은 혈액 속 헤모글로빈의 주성분으로 빈혈 예방에 도움을 준다.

훌륭한 강장식품으로 알려진 굴은 과음으로 무너진 영양균형을 바로잡는 데도 효과적이다. 굴에 들어 있는 탄수화물은 소화 흡수가 잘 되는 글리코겐 형태로 존재하여 어린이와 노약자에게 좋다.

카사노바가 즐겨 먹었다는 이야기가 있듯이 아연의 함량이 높아 남성 호르몬 분비를 촉진시키기 때문에 남성에게 좋은 식품으로도 알려져 있다. 칼로리와 지방 함량이 적고 칼슘이 풍부해 식이조절 시 부족해지기 쉬운 칼슘을 보충할 수 있어 다이어트에 도움을 줄 수 있다.

"배 타는 어부의 딸은 까맣지만, 굴 따는 어부의 딸은 피부가 하얗다"라는 말이 있듯이, 칼슘과 비타민 A, B, C 등이 풍부해서 희고 매끄러운 피부에 좋다. 여러 번 이야기했듯이 비타민 B군은 항당화 작용을 하기 때문에 AGE에 의한 노화로부터 몸을 보호한다.

골다공증을 예방하는 칼슘과 빈혈을 예방하는 철분, 여분의 염분을 체외로 배출해 고혈압을 막아주는 칼륨 등 미네랄도 풍부하다. 하루에 굴 3알이면 충분하다.

당화와 산화를 예방해주는 모든 성분이 있다

효능

항당화, 항산화, 빈혈 예방, 골다공증 예방, 혈관을 유연하게, 혈액 순환 촉진, 피부를 아름답게

주요 유효성분

- 비타민 A
- 비타민 B1, B2, B6
- 비타민 C
- 비타민 E
- 칼슘
- 칼륨
- 아연
- 철분

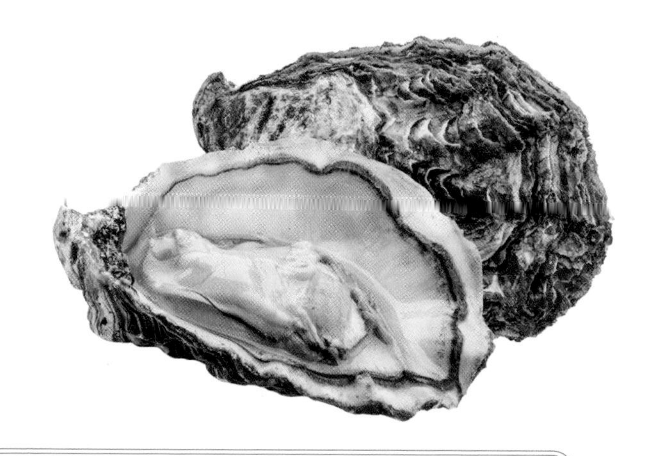

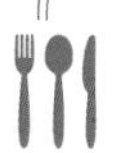

제대로 먹는 방법

굴은 익혀도 영양적으로 거의 변화가 없다. 그렇기 때문에 다양한 조리 방법으로 먹을 수 있어서 활용도가 높은 식재료다. 굴과 레몬의 궁합은 레몬에 함유된 비타민 C인 아스코르빈산이 철분의 장내 흡수를 도와 빈혈치료에 효과가 있다. 굴에 레몬즙을 떨어뜨리면 나쁜 냄새가 사라지고 레몬의 구연산이 식중독과 세균의 번식을 억제하며 살균효과도 있다.

부추와 함께 먹으면, 굴의 찬 성질을 부추의 따뜻한 성질이 보완하여 소화가 잘된다. 굴과 바지락, 모시조개, 다시마 등을 우려낸 육수가 좋다. 하지만 도라지의 쓴맛이 굴의 비린내를 증가시킬 수 있으니 굴과 같이 먹는 것은 피하는 것이 좋다.

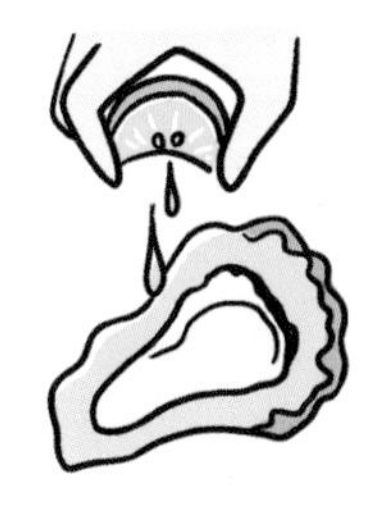

★ 최강의 조합 : 레몬

column3

현명하게 보충제를 섭취하는 방법

몸에 효과적인 성분을 간편하고 효율성 있게 섭취할 수 있는 보충제. 유효성분의 양이나 함유된 성분을 제대로 체크하고 선택하자.

비타민 C

비타민 C 보충용 제품의 기능성은 항산화 작용, 즉 세포 손상을 유발시키기도 하는 유해산소로부터 신체를 보호한다. 비타민 C 섭취가 부족할 때 콜라겐 합성을 저해시키므로 괴혈병을 일으켜 잇몸 부종, 출혈 등이 나타난다. 또한 만성 피로, 코피, 가쁜 숨, 소화 장애, 우울증 등이 나타난다. 한편 지나칠 때는 독성을 나타내지는 않으나 설사, 복통, 위산 과다, 잦은 소변, 수면 장애, 불안감, 골다공증, 두통, 저혈당증의 현상이 나타날 수 있다. 또한 철 흡수를 촉진하므로 철 과다증이 유발될 수 있다.
비타민 C의 주원료인 아스코르빈산은 물에 녹으면 강한 산성을 띤다. 아스코르빈산이 상처에 닿으면 상처가 깊어지고 출혈이 난다. 이에 위산이 많은 공복에 먹으면 속이 쓰리고, 너무 많이 먹으면 설사를 일으키기도 한다. 따라서 식사 중 혹은 직후에 먹는 것이 좋다.

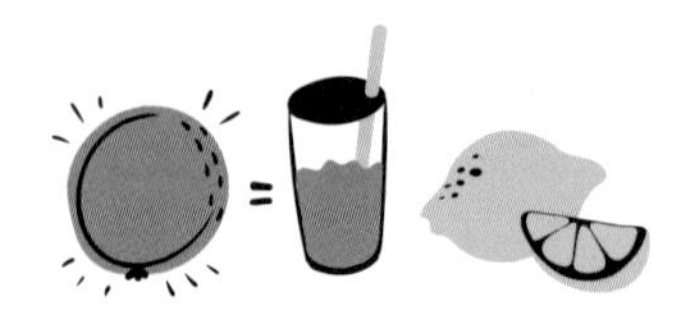

비타민 D

비타민 D는 달걀노른자, 생선, 간 등에 들어 있지만 대부분은 햇빛을 통해 얻는데 자외선이 피부에 자극을 주면 비타민 D 합성이 일어난다. 그러나 햇빛의 자외선을 오래 쪼이면 피부 노화가 촉진되고 피부암이 생길 수 있어 자외선 차단 크림을 바르고 다니는 사람들이 많아지면서 비타민 D 부족 현상이 나타나고 있다. 또한 겨울철에는 야외 활동이 적어 일조량 부족으로 인한 비타민 D 결핍이 오기 쉽다. 비타민 D가 결핍된 사람은 비타민 D와 칼슘 보충제를 복용하는 것이 바람직하다.
비타민 D는 체내에 흡수된 칼슘을 뼈와 치아에 축적시키며, 흉선에서 면역세포가 생산되도록 도와준다. 비타민 D는 신장에서 칼슘과 인산염이 재흡수되는 것을 돕는다. 혈액 내에 칼슘과 인산염의 농도가 적절히 유지되는 것은 뼈의 석회화에 반드시 필요하다.

비타민 B 복합체

비타민 B군이라고도 불린다. 비타민 C를 제외한 수용성 비타민의 총칭이다. 티아민(B1), 리보플래빈(B2), 나이아신(B3,니코틴산), 피리독신(B6), 판토텐산, 코발라민(B12), 엽산, 비오틴의 8종이 여기에 속한다. 모두가 물질 에너지대사에 관계하는 효소반응의 조효소들이다. 수용성이기 때문에 대량으로 섭취하더라도 소변으로 배설되지만 코발라민(B12)만은 예외적으로 간에 저장된다. 비타민 B군은 각각 서로도와 주는 특징이 있어 보충제로 섭취하면 효과적이다. 당화를 억제하며 AGE로 인한 노화의 해로부터 몸을 지켜준다.

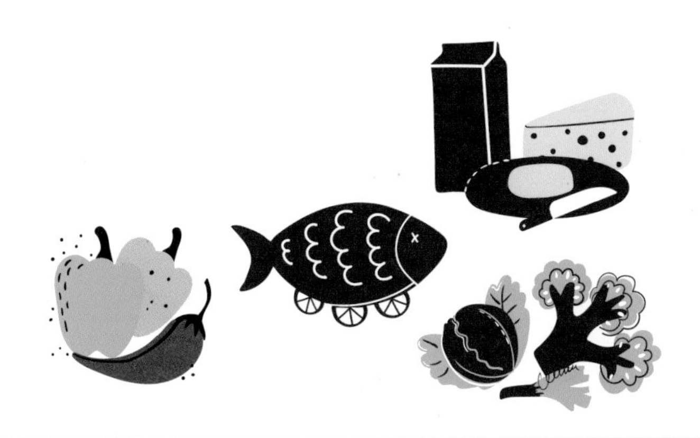

비타민 E

비타민 E는 지용성 비타민으로 세포막을 유지시키는 역할을 하며 항산화 물질로 활성산소를 무력화시킨다. 즉 비타민 E는 세포막의 불포화지방산 사이에 존재하면서 불포화지방산의 과산화 작용이 진전되는 것을 막는 항산화제Antioxidant로 작용한다. 비타민 E는 백내장을 예방하고 운동 스트레스를 줄이며 세포 노화를 막는다. 또한 상처의 치유를 촉진하고 흉터를 없애는 데 도움이 된다.

비타민 E는 산소, 빛, 기름, 금속 등에 의해 파괴되므로 식품의 비타민 E 함량은 수확, 가공, 저장, 조리 등에 따라 달라진다. 비타민 E는 동물성 식품에는 거의 알파토코페롤의 형태로 들어 있으며, 식물성 식품에는 여러 가지 이성체의 형태로도 들어 있다.

은행잎

은행잎에서 추출한 성분은 예로부터 심장과 혈전에 좋다고 알려져 약차로 사용해왔다. 이때 은행잎은 반드시 푸른 잎의 싱싱한 것을 골라 사용해야 한다. 청산화합물이 생성되기 때문에 때로는 중독될 수가 있으므로 한꺼번에 많이 먹는 것은 피해야 한다. 특히 날것은 먹지 않아야 한다.

은행잎에 대한 연구는 1960년대 후반부터 독일과 프랑스 등 유럽에서 본격적으로 시작하여 혈관 및 혈류장애·심장질환·치매·류머티즘·당뇨병 등 성인병 치료에 효능이 있는 성분들이 잇따라 발견되었다.

은행 자체도 다양한 효능들이 발견되었는데, 은행을 씻어 말린 다음 조금씩 달여 마시면 동맥경화증과 간염·고혈압·당뇨병·심장질환에 효과가 있음은 물론, 담을 삭이고 기침을 멈추게 하며 숨 쉬기가 불편한 증세에도 효과가 있는 것으로 밝혀졌다.

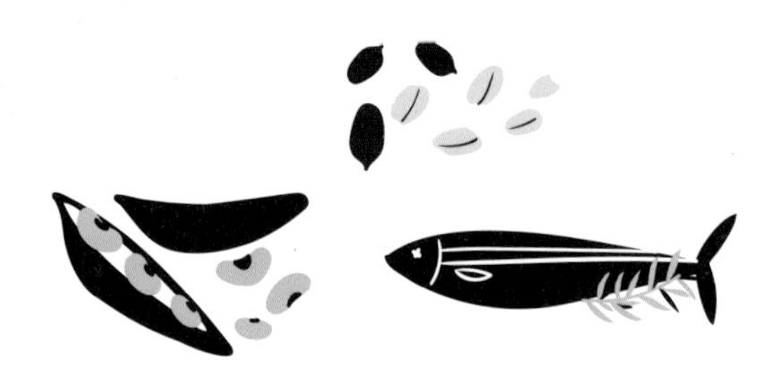

시나몬

아시아와 아프리카에서 요리에 사용하며, 유럽에서도 디저트나 음료수의 풍미를 더하는 데 이용한다. 시나몬 파우더에 감미를 더하여 허브쿠키를 만들거나 토스트에 뿌려 먹기도 하고, 음료수 향료로도 쓰인다. 중국에서는 계피라 불리며 건위, 구충, 발한, 해열 등에 사용한다. 오래 전부터 양념은 물론, 감기약, 배를 따뜻하게 하는 약, 배에 가스가 찼을 때 완화하는 약으로 사용되어 왔다. 생리통을 완화하고 설사를 멎게 하는 효과도 있다. 에센셜 오일은 항균성이 있어 대장균, 포도상구균, 칸디나 알비칸스균 등의 발육을 억제한다. 잎, 수피, 줄기, 뿌리에서 채취한 에센셜 오일은 식품과 향수의 향으로 사용된다.
식재료 중에서 최고의 항당화 작용을 자랑한다. AGE 억제 효과도 있다. 혈관을 강하게 하는 기능과 혈행 촉진, 피부미용, 아름다운 머릿결을 유지하는 효과가 있다. 독특한 향 때문에 일반적인 요리에 사용하는 것이 어렵다. 보충제를 사용하면 매일 섭취할 수 있다.

DHA & EPA

오메가-3 지방산은 비정상적인 혈액 응고 작용을 방해하여 혈액의 흐름을 유지하고, 간에서 중성지방의 합성을 방해하여 혈액 중 건강한 중성지방을 보존하는 데 도움을 준다. 오메가-3 지방산의 종류로는 EPA, DHA, 리놀레산 등이 있다.
DHA는 인간의 뇌조직에 있는 지방세포에 10퍼센트 정도의 비율로 함유되어 있으며, 뇌세포를 만드는 중요한 역할을 하고 있다. 뇌세포를 활성화시켜 기억력과 학습 능력을 향상시키는 것을 비롯하여 노인성 치매 예방, 알레르기 개선, 심장병·고혈압 등의 성인병을 예방하는 것 등이다.
EPA는 혈액의 중성지방 저하, 혈중 좋은 콜레스테롤(HDL)을 많게 하고 나쁜 콜레스테롤(LDL)은 적게 나오도록 조절하는 작용 등이 있다. 그 결과 동맥경화와 심장병·고혈압·뇌출혈을 예방하며, 혈전 생성과 더불어 협심증·심근경색·뇌경색 등을 예방할 수 있다.

4장

늙지 않는 사람이 반드시 지키는 10가지 규칙

당신이 몇 살이더라도 아직 늦지 않았다!

지금까지 여러 번 노화 물질인 AGE가 몸 전체의 단백질에 쌓인다는 것을 이야기했다. 하지만 축적된 AGE는 단백질이 신진대사로 교체될 때 함께 사라진다.

예를 들어, 혈액 속에 있는 단백질은 몇 분에서 길어도 몇 개월 사이에 교체된다. 바뀐 뒤 새로 AGE를 축적하지 않으면 혈관이 굳어지는 것을 저지할 수 있다. 혈관 상태가 좋아지면 전신에 영양소가 잘 전달된다. 피부(표피)는 40~50일에서 교체된다. 주름이나 기미, 피로도 확실히 줄일 수 있다. 이러한 변화는 당신의 나이에 상관없이 가능하다. AGE를 억제하는 식생활을 1~2주만 진행하는 것만으로도 변화를 실감할 수 있다.

40세부터 대책을 세우더라도 몇 년 후에 30대 때보다 건강한 몸과 아름다운 피부를 손에 넣는 것은 결코 꿈이 아니다. 몇 번이나 얘기했지만 몸의 당화에 의한 다양한 피해를 방지하려면, 매일의 작은 노력을 거듭하는 것이 무엇보다도 중요하다.

식재료의 선택 방법과 조리법에 대해서는 이미 자세히 소개했지만, 그 외에도 신경 써야 할 것, 다짐을 해야 할 것, 절대로 해서는 안 되는 것, 습관화할 것이 있다.

이 장에서는 '순서에 따라 먹는다', '간식도 먹는 게 좋다!', '화장품도 선택하는 기준이 있다', '식사를 마치고 15분 내로 할 것'과 같이 꼭 실천해주기를 당부하는 10가지 규칙을 소개한다.

지금 당신이 몇 살이더라도 아직 늦지 않았다. 포기하는 마음을 버리고 시작해보자!

살찐 사람의 몸은 노화가 진행되고 있다

뚱뚱하다는 것은 여러 가지 생활습관병을 일으킬 수 있다는 것을 의미한다. 비만은 노화와 어떤 관련이 있을까?

40세 이상은 체형을 불문하고 연령에 비례하여 피부의 AGE가 늘어나는데, 39세 이하는 비만도에 비례하여 피부의 AGE가 증가한다는 데이터가 있다. 뚱뚱한 사람의 몸은 노화도 그만큼 진행되고 있는 셈이다. 한편, 너무 마른 것 또한 좋지 않다. 너무 말라서 생기는 불편에는 빈혈, 갑상선의 기능 저하, 백혈구의 감소 등이 있다. 이렇게 되면 기력과 체력, 면역력이 떨어지기 때문에 다른 질병에도 걸리기 쉬워진다.

살이 쪄서 불편함이 느껴진다면 다이어트를 해야 한다. 다이어트는 자신에게 맞는 적정 체중을 확인하고 그것을 목표로 한다. 갑자기 먹는 양을 줄이고 운동을 많이 해서 무리하게 살을 빼는 것은 좋지 않다. 한 달에 1킬로그램 정도 빼는 것을 추천한다. 특히 과체중이라면 근육 트레이닝 위주로 몸을 조이는 운동을 해야 한다. 또한 근육 트레이닝은 당화 대책에도 유효한 습관이다. 구체적인 방법은 뒤에서 자세히 소개하겠다.

연령에 따른 '건강한 체중'이란?

건강검진을 하거나 헬스 클럽에 가면 '체질량지수'를 먼저 확인한다. 이때 체질량지수Body Mass Index, BMI란 키와 몸무게를 이용하여 지방의 양을 추정하는 비만 측정법을 말한다.

BMI 지표는 체중*kg*을 키*cm*의 제곱으로 나눈 값으로 비만도를 측정한다. 당뇨병 전문의이자 AGE의 연구자인 내가 본 판단 기준을 알려주겠다.

44세 이하에서는 남성은 22, 여성은 20이 목표다. 당질을 많이 섭취하기 쉬운 연령대이므로 평소부터 완만한 당질 제한을 하여 이 수치를 유지하도록 하다. 45세~64세는 남자 22~30, 여자 20~25가 목표다. 이것은 일상적인 당질 제한 없이도 유지할 수 있는 수치다. 넘었을 경우에만 당질제한으로 조정해도 좋을 것 같다.

65세 이상은 남녀 모두 30 이하가 기준. 넘을 경우 하루 60그램 이내를 목표로 당질 제한을 해야 한다. 소비 칼로리로 볼 때 운동으로 살을 빼는 것은 상당히 어렵다. 운동은 '계속 건강하게 돌아다닐 수 있는' 몸을 목표로 하는 것이라고 생각해 가벼운 유산소 운동이나 근육 트레이닝, 스트레치 등을 습관화하자.

당질 제한과 젊음의 관계

당질 제한을 하면서 AGE 대책을 동시에 실시할 경우에는 어떻게 하면 좋을까? 예를 들어 육류는 당질은 적지만 AGE는 많고, 빵이나 밥은 그 반대로 당질은 높고, AGE는 적다.

당질 제한에서 고기나 생선 튀김은 괜찮지만, AGE 대책에서는 좋지 않다. 당질 제한에서는 과일도 좋지 않다. AGE 대책으로 적당량 먹는 것이 바람직하다. 이럴 땐 어떻게 해야 할까?

비만으로 인해 다이어트가 꼭 필요하다면 우선 당질 제한을 통해 적정 체중을 만드는 것을 추천한다. 앞에서 말한 연령별 적정 체중을 참고하여 다이어트의 필요성을 판단해보자.

가능하다면 AGE가 많은 식품을 의식해서 되도록이면 AGE가 적은 재료와 조리법으로 먹도록 하자. BMI가 적정 수준에 있는 사람은 AGE 대책을 우선하는 것이 좋다. 당질을 극단적으로 제한하는 것보다 AGE가 적은 음식을 먹는 것이 좋다.

두 경우 모두 단백질과 비타민을 많이 섭취할 수 있도록 신경 쓰자. 더불어 심각한 비만이 아니라면 당질 제한도 AGE 대책도, 부담을 느끼지 않을 정도로 완만하게 실시하는 것이 중요하다. 과도한 스트레스를 느끼면 몸의 컨디션이 좋지 않을 뿐만 아니라, 혈당치를 올리는 호르몬도 분비되기 때문이다. 괴로운 일을 겪은 후에는 혈당치가 올라가게 된다. 결과적으로 AGE도 늘어나 버리면 본말이 전도되는 일이 발생한다.

뒤에서도 자세히 이야기하겠지만, 술과 디저트도 원한다면 즐길 수 있다. 같은 식재료라도 먹는 방법에 따라 당화 대책도 다이어트도 할 수 있다. 자신을 몰아세우는 방식은 피하자.

규칙1.

알맞은 술을 적당히 마신다

'술은 백약의 으뜸'이라는 속담이 있지만, 적당량의 술은 AGE 대책에도 효과적이다. 알코올의 경우 식후 혈당을 낮추는 작용이 있기 때문이다.

왜 그럴까? 간이 알코올을 분해하는 데 바빠지면 당질을 만들어 내는 기능이 일시적으로 정체되기 때문이다. 게다가 알코올은 AGE가 생기는 것을 차단하는 작용도 있다.

당질이 적은 소주나 위스키 등의 증류주는 안심할 수 있다. 안티에이징 효과도 생각한다면 와인을 추천한다. 특히 화이트와인은 살을 빼는 데도 효과가 있다. 맥주나 일본주 등의 양조주도 '당질 제로'인 것이라면 OK이다. 부디 삶을 즐기자.

규칙2.

디저트도 골라 먹는다

술과 함께 인생의 즐거움이라고 할 수 있는 것이 디저트다. 그렇다고는 해도, 그것이 노화로 연결되는 것은 막고 싶을 것이다. 가능한 한 당질이 적고 고온에서 가열되지 않은 것을 선택해야 한다.

예를 들어 케이크라면 맛있어 보이는 노르스름한 색이 있는 타르트가 아닌, AGE가 적은 크림치즈를 식혀 만드는 레어치즈 케이크나 과일 푸딩을 추천한다. 초콜릿이라면 당분이 풍부한 밀크 초콜릿보다 카카오 함유량이 높은 타입을 먹도록 한다. 유제품과 당분으로 된 아이스크림보다 AGE를 강력하게 억제하는 신선한 블루베리 샤베트를 추천한다.

다음으로 먹는 순서도 신경 쓰도록 하자.

규칙3.

순서에 따라 먹는다

채소와 해조류에 많이 포함된 식이섬유는 AGE의 해를 막는다는 면에서도 주목받고 있다. 또한 음식을 먹을 때는 순서를 조심하는 것이 더 효과적이다.

식사 때는, 우선 채소나 해조류, 그 다음에 고기나 생선, 마지막에 탄수화물 차례로 먹도록 하자. 식이섬유가 풍부한 음식부터 먹으면 먼저 소화되기 시작한 식이섬유가 위장에 많이 존재해서 탄수화물의 소화 및 분해 속도를 더디게 한다. 이것이 혈당치의 급격한 상승을 막아, AGE의 발생을 억제해준다.

또한 식이섬유는 과일에도 많이 포함되어 있지만, 당질이 높은 것이 많다. 식사의 처음이나 공복 시 과일은 섭취하지 않는 것이 현명하다.

규칙4.

간식도 먹는 게 좋다!

"식사는 하루 3회 규칙적으로 하고 간식은 하지 않는다"라는 식생활이 옳다고 믿고 있는데, 실은 이것이 혈당을 올리기 쉬운 식사 방법이다. 정상인이 같은 양의 식사를 하루 3회에 나누어 먹는 것보다 1시간마다 조금씩 먹는 쪽이 혈당치가 오르기 어렵다는 결과가 있다. 혈당치가 오르지 않는 것이 AGE의 해를 막을 수 있다.

당질은 조금씩 나눠 먹자. 식사 후 바로 디저트를 먹는 것보다 시간을 두고 간식을 먹는 타이밍에 맞춰서 먹는 것이 좋다. 또 하루를 시작할 때 항AGE 효과가 있는 비타민 B군, 비타민 C 등의 수용성 비타민을 먹자. 아침을 거르고 점심을 먹으면 혈당이 급상승할 수 있으므로 채소나 달걀, 과일 등을 반드시 먹는 것이 좋다.

규칙5.

화장품도 선택하는 기준이 있다

AGE에 의해 누렇고 칙칙하게 변한 피부는 스킨케어로 개선할 수 있다는 것을 이미 이야기했지만, 구체적으로 어떻게 하면 좋을까?

피부의 더러움이나 낡은 피지를 완전하게 제거한 다음 항AGE 화장품으로 케어를 해야 한다. 현재 AGE 대책에 유효한 성분은 블루베리(빌베리과 열매추출물), 주목잎, 옥잠화씨, 블랙티이프아먼트, 카라기난, 마로니에, 닥다미, 산사나무, 카르노신, 카테킨, 비타민 C, 피리독사민인산 등이 있다. 이러한 성분들은 분자량이 작기 때문에 피부에 제대로 침투한다.

항AGE를 명확하게 밝히고 있는 제품을 선택하면 틀림없이 젊음을 되찾을 수 있을 것이다.

규칙6.

주름을 늘리는 마사지는 피한다

무척 중요한 것 한 가지가 더 있다. 실제로는 피부를 절대로 문지르지 않는 게 좋다. 마사지나 에스테틱 시술은 오히려 주름을 늘어나게 한다. 이마, 미간, 눈꼬리 등에 주름이 생기기 쉬운 것은 잘 움직이는 장소이기 때문이다. 마사지 등으로 무리하게 표정근을 움직이면, 주름이 생기기 쉬워진다. 또 피부는 노화되면 딱딱해져 탄력성을 잃게 된다. 그런 피부를 무리하게 움직이는 것은 일부러 주름을 늘어나게 할 뿐이다.

클렌징이나 세안, 화장품을 사용할 때 손이나 손가락의 움직임에도 주의해야 한다. 수건으로 닦을 때도 얼굴을 문지르지 않도록 해야 한다.

규칙7.

식사를 마치고 15분 내로 할 것

식사 후 바로 걸어야 당화의 진행을 억제할 수 있다. 왜 그럴까?

식사로 당질을 섭취하면 15분 이내에 혈당치가 오르는데 이 타이밍에서 걷기 등의 운동을 하면 몸은 근육이 받아들인 혈당을 내부에 담아 두지 않고 에너지로 점차 사용한다. 1회 약 20분, 걸음수는 2,000보 정도가 적당하다. 산책할 때 다른 사람을 지나칠 정도의 속도로 걸어야 좋다. 제자리에서 제자리걸음만 해도 효과가 있기 때문에, 실내에서 '스텝퍼' 등을 이용해도 좋다. 식사 후 바로 시작하는 것이 중요하다. 아침 식사 후에 한 정거장 앞까지 걸어서 출근하고, 점심 후에는 조금 우회해서 사무실로. 저녁 식사 후 TV를 보면서 제자리걸음을 한다면 이런 작은 움직임만으로도 노화를 막을 수 있다.

규칙8.

주 2회가 적당하다

또 하나 습관화해야 하는 것이 바로 근력 운동이다. 30세를 넘으면 해마다 신체의 근육 1퍼센트씩 자연스럽게 잃게 된다. 근육에는 혈당을 모으는 탱크와 같은 역할을 하기 때문에 근육이 줄어들면 혈당이 넘쳐흘러 혈당치를 올리게 된다.

근력 운동으로 근육의 볼륨을 늘리면 혈당치가 내려가, AGE가 생성되는 것을 억제할 수 있다. 그럼 어떻게 단련해야 효과적일까? 포인트는 가슴과 배, 허벅지 등 큰 근육을 먼저 단련하는 것이다. 팔굽혀펴기, 복근 운동, 스쿼트 등 집에서 할 수 있는 간단한 것으로 충분하다.

15~20회씩 3~4세트 정도로 15분, 피곤하다고 느낄 때까지 하는 것이 좋다. 주2회 2개월 정도 계속하면 근육은 커진다.

규칙9.

간접흡연도 하지 않는다

AGE는 음식에 함유되어 있어서 음식을 통해 몸에 들어가는 것과 몸 안에서 화학반응으로 생성되는 것, 이렇게 두 종류가 있다.

특히 몸속에서 일어나는 화학반응에 영향을 미치는 것이 활성산소에 의한 '산화스트레스'이다. 산화스트레스가 많을수록 AGE가 발생하기 쉽다. AGE로부터 자신을 보호하기 위해서는 활성산소를 늘리지 않는 생활에 신경 쓰는 것도 매우 중요하다. 일상생활 속에서 활성산소를 증가시키는 행동의 대표가 흡연과 태닝이다.

먼저 흡연에 관해 알아보자. "나는 담배를 피우지 않기 때문에 관계없다"라고 생각하는 사람들도 있겠지만, 안타깝게도 간접흡연만으로도 AGE가 생성되기도 한다.

담배가 폐암의 위험을 높인다는 것은 알려져 있지만, 그 외에도 많은 문제점이 있다. 뇌졸중이나 심근경색, 동맥경화, 고혈압, 당뇨병, 천식, 우울증 등 다양한 질병의 발생률을 높이고 전신에 악영향을 미치는 최악의 습관이다. 담배를 피우고 있는 사람은 바로 금연을 목표로 해야 한다. 담배를 피우면 몸 안에는 바로 활성산소가 발생한다.

30분 정도로 그 활성 산소가 단백질이나 당질을 공격하기 시작해, AGE을 생성시킨다.

"식후에 한 개비를 참을 수 없다"라고 하는 애연가들이 많지만, 식사에서 당질을 취한 타이밍에 담배를 피우면, 한층 더 대량의 AGE가 발생한다. 원래는 단백질만으로는 발생하지 않는 AGE도 담배의 영향을 받았을 경우에 생성된다.

주변에 누군가 담배를 피워서 간접적으로 흡연한다고 해도 악영향을 받기는 마찬가지다. 예를 들어 흡연 가능한 가게에서 식사를 하고, 식후에 옆 테이블의 사람이 담배를 피우고 있다면? 당연히 당신의 몸에서도 AGE가 생성된다.

자외선도 사람을 늙게 한다

자, 이제 태닝에 관해서 말해보자. 태닝은 자외선이 닿은 피부가 붉어지거나 검어지게 하는 것이다. 하지만 이것은 콜라겐 등에 AGE가 생기기 때문이다. AGE는 다갈색을 띠고 있어서, 피부의 색과 기미 등을 누렇고 칙칙하게 만들어 버린다. 또한 자외선 안에는 콜라겐 섬유를 AGE화 시켜 주름의 원인이 된다.

자외선이 피부에 들어가면 활성산소가 발생한다. 이 활성 산소가 세포를 산화시키는 것도 주름과 늘어짐의 원인이 된다. 자외선에 의한 피부의 노화를 '광노화'라고 부른다. 당화와 산화의 이른바 '합치한 함정'으로 기미, 주름, 늘어짐이 증가하여 탄력과 부드러움이 상실된다.

규칙10.

1년 365일 대책을 세워야 할 것

'자외선이 AGE를 대량으로 만들어 낸다'고 하는 연구 결과가 있다. 20대 여성의 일례이지만, 햇빛을 받을 기회가 많은 얼굴과 기회가 적은 배, 가슴 등에서는 진피에 포함되는 AGE의 양이 22배 이상 차이가 있었다.

자외선에 관해서는 어쨌든 햇볕을 쬐지 않은 것이 매우 중요하다. 눈에 햇빛이 들어오면 백내장의 원인이 된다고 하지만, 모자를 쓰면 약 20퍼센트, 자외선 차단 효과가 있는 선글라스를 끼면 90퍼센트 정도 들어오는 양을 줄여준다.

자외선 차단은 더운 여름뿐 아니라 연중 항상 신경 써야 한다. 여름에는 피부 노출을 가급적 피하고, 꼼꼼하게 자외선 차단제를 발라야 한다. 비 오는 날도 맑은 날의 약 30퍼센트, 흐린 날에는 약 60퍼센트의 자외선이 지상에 도달한다. 가을이나 겨울에도 자외선의 양은 줄어들지만 자외선은 내리쬐고 있기 때문에, 1년 365일 신경 써야 한다.

스스로 기준을 만들고 판단한다

마지막으로 전하고 싶은 것이 있다. 인터넷의 발달로 정보의 홍수 속에서 올바른 정보를 제대로 취하기 어렵게 됐다. 많은 정보를 바탕으로 스스로 생각하고 판단하는 힘을 길러야 한다. 안타깝게도 건강이나 미용에 관한 세간의 정보들 중에 의학적으로 옳지 않은 것도 많이 있다. 몇 가지 예를 들어보겠다.

피부미용 성분으로써 보충제나 드링크, 화장품 등에 배합되어 있는 '콜라겐'. 피부에 바르면 분자량이 크기 때문에 흡수되지 않으며, 먹는다고 해서 그대로 체내의 조직이 형성되는 것도 아니다.

콜라겐 같은 몸의 모든 단백질은 체내에서 아미노산에 의해 만들어진다. 즉, 먹거나 발라도 피부미용으로 바로 연결되지 않는다. 최근

붐을 이룬 코코넛 오일도 발암성이라고 지적되고 있다. 일부러 많이 마시거나 바르거나 하는 것은 추천하지 않는다.

건강에 좋다고 평판이 난 코코아는 사실 커피보다 100배나 많은 AGE가 함유된 음료다. 머그잔에 설탕으로 가득차 있을 정도로 'AGE의 덩어리'라고 불리는 프라이드포테이토에 육박하는 양을 함유하고 있다.

이러한 음식들을 먹지 말라고 꼭 말하고 싶은 것은 아니다. 예를 들어 코코아라면 폴리페놀과 식이섬유, 철분, 미네랄 등 매력적인 성분이 함유되어 있고, 그 맛 때문에 편안함을 느끼는 사람도 있을 것이다. 그것들을 종합적으로 판단하여 항AGE 대책을 세우면 된다. 문제는 '모두가 좋다고 해서'라는 이유만으로 달려들 의미가 없거나 오히려 역효과가 난다는 것이다.

코코아뿐만 아니라 식품과 보충제에는 미용과 건강에 관한 장점도 단점도 있는 것이 대부분이다. 어느 쪽을 우선시해야 하는지, 자신에게 있어서 무엇이 최선인지를 제대로 판별하는 눈을 가졌으면 좋겠다.

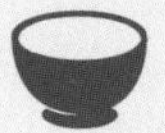

회춘에 성공한 사람의 이야기

클리닉에 다니는 환자 중 AGE 수치가
개선된 두 사람을 소개하려고 한다.
참고로 혈액 속의 AGE의 정상치는
0.00915~0.0431/μg/ml이다.

①

생선요리를 늘리고 먹는 순서를 바꿨더니 혈액 속의 AGE가 정상치로!

콘도 마유미 씨(여성 62세) 주부

저는 건강 검진에서 당뇨병이라는 말을 들은 적이 없었습니다만, 마키타 클리닉에서 검사한 결과 식후 혈당이 급격히 올라가는 '혈당치 스파이크'라는 상태였습니다. 공복 혈당은 정상치였지만 식사 후 60분, 90분이 지나면 200 가까이 치솟았고, 혈액 중의 AGE도 역시 정상치를 넘은 0.0543μg/ml이었습니다.

어쨌든 식생활 개선부터 시작했습니다. 녹말을 포함한 탄수화물, 단 것을 줄이고, 식품을 균형 있게 섭취하는 것을 신경 썼습니다. 특히 단백질은 고기 중심으로 치우쳐 있었기 때문에 어패류를 가능한 먹으려고 노력했습니다. 간편하게 먹을 수 있는 참치캔, 연어캔도 이용했습니다. 샐러드는 매끼 수북하게 먹도록 했고, 시판 중인 드레싱을 사용하지 않고, 아마인유, 발사믹 식초만 뿌리고, 버섯류도 많이 먹었습니다. 알코올은 와인을 즐겨 마셨습니다.

그리고 제일 조심스러웠던 것은 먹는 순서였습니다. 혈당치의 급격한 상승을 막고 AGE 발생을 억제하도록 식사하는 방법(채소→고기나 생선→탄수화물의 순)로 먹고 밤에는 탄수화물을 제외하고 먹었습니다.

그 결과 AGE의 수치는 0.0268μg/ml과 정상 수치로 내려갔고 덕분에 혈당이 급격하게 상승하는 것을 방지할 수 있었습니다. 또한 쉽게 피로해지지 않았습니다. 덕분에 매일매일 건강하게 지낼 수 있게 되었습니다.

AGE의 수치변화

2014년 9월 1일	0.0543 μg/ml
2015년 2월 19일	0.0274 μg/ml
2015년 8월 26일	0.0268 μg/ml

②

튀김이나 패스트푸드는 NO 채소나 해조류는 YES

다나카 요시미츠 씨(남성 60세) 회사 임원

마키타 선생님과의 만남은 2015년 5월의 일이었습니다. 지병인 당뇨병으로 몇 번이나 병원을 바꾸어도 혈당 수치가 좋아지지 않아 고민하던 중, 고문처로부터 "당뇨병 슈퍼닥터가 있어요"라고 소개받아 다니게 된 것입니다. 매월 면담을 하면서 식생활을 재검토해 나가는 것으로, 혈당치도 혈압의 수치도 놀랄 정도로 개선되었습니다. 혈액 속의 AGE의 양도, 처음에는 0.0947μg/ml이었지만, 4개월도 채 지나지 않아 정상치의 0.0403μg/ml가 되었습니다.

식생활에서 특히 주의했던 것은, 튀김을 입에 대지 않았고, 회와 초밥을 원래 좋아했습니다만, 생선을 가열해 먹는 경우는 찜으로 만들어서 먹도록 했습니다.

식재료로 말하자면 생강, 마늘, 대파, 시금치, 브로콜리 등의 채소, 미역과 다시마 등의 해조류를 충분히 섭취하게 되었습니다. 반대로

AGE의 함유량이 많은 패스트푸드는, 클리닉에 다니게 되고 나서 일절 입에 담지 않았습니다.

뭐니 뭐니 해도 기뻤던 게 "술을 끊을 필요는 없어요, 적당량의 술은 오히려 추천!"이라고 하는, 다른 선생님과는 전혀 다르게 지도해 주신 점입니다. 자연스럽게 주량이 줄어든 것도 주효했다고 생각합니다.

지금은 늙지 않고 건강하게 오래 사는 것을 목표로 하루하루를 즐겁게 보내고 있습니다. 환갑을 맞이하여 오히려 피부가 젊어졌다는 말을 자주 듣게 되었습니다.

AGE의 수치변화

2015년 6월 25일	0.0947 μg/ml
2015년 8월 25일	0.1394 μg/ml
2015년 10월 7일	0.0403 μg/ml

식사에서 AGE 계량 방법

AGE의 양은 'KU'라는 단위로 표시하는데 섭취 가능한 하루의 양은 식사에서 AGE의 양은 7,000KU이다. 아침밥을 예로 들겠다.
아래는 토스트, 계란프라이, 구운 베이컨, 커피라는 흔한 아침 식단이다. AGE의 양을 계산하면, 토스트 32KU+계란 프라이 1,237+구운 베이컨 1만 1,000KU,+ 커피(설탕첨가) 19KU로, 1만 2,288KU이다. 단 한 끼에 하루 상한인 7,000KU을 크게 넘는다.
이러한 아침을 계속해서 먹으면 몸속에 AGE가 쌓여 노화가 자꾸자꾸 진행된다. 기름으로 굽지 않는, 노릇노릇하게 굽지 말 것 등 고민해서 지금의 식생활을 검토해보자.

<어느 날의 아침 한 끼 식사 1만 2,288KU>

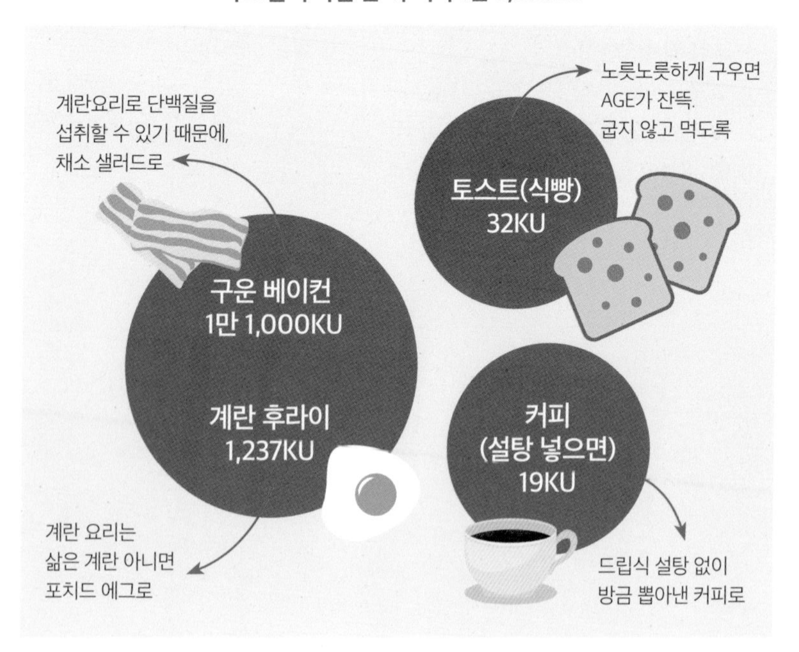

최악의 음식 5가지

먹는 것만으로 대량의 AGE를 섭취하게 되는 음식에 대해서 앞에서도 말했다. 여기에서 소개하는 식품의 AGE 함유량 리스트는 미국영양협회Journal of the American Dietetic Association 2010년에 발표된 것이다. 식품의 무게는 1회당에 먹는 평균적인 양으로 나타내고 있다.

식품마다 AGE 함유량은 큰 차이가 있다. 그 중에서 AGE의 양이 많은 나쁜 음식 다섯 가지를 예로 들겠다.

좋아하는 음식이 있을지도 모르지만, 언제까지나 젊고 생기 있게 살고 싶다면, 먹는 것을 삼가는 것이 좋을 것이다. 여기에는 실려 있지 않지만, 프라이드포테이토도 나쁜 AGE가 함유되어 있으므로 되도록 피해야 한다.

AGE 함유량이 가장 높은 음식이자 나쁜 음식 5가지	
식품명	AGE 함유량
프랑크푸르트 소시지(5분 구움)	1만 143KU/90g
베이컨(구움)	1만 1,000KU/13g
비프스테이크(올리브오일로 구움)	9,052KU/90g
바비큐 치킨	1만 6,668KU/100g
닭다리 껍질까지(구움)	1만 34KU/100g

식품의 AGE 함유량 리스트

이 목록을 참고로 하여 AGE의 섭취량을 줄여 나가도록 하자. 같은 식재료라도 조리 방법에 따라 수치가 크게 달라진다. 수치가 높을수록 늙게 한다는 것을 잊지 말자. 식재료와 먹는 방법을 표기했으므로, 꼭 머리에 입력해두자.

식품명		AGE 함유량
고탄수화물 식품	흰쌀밥	9KU/100g
	식빵(중심 부분)	7KU/30g
	식빵(중심 부분을 토스트)	25KU/30g
	식빵(가장자리)	11KU/5g
	식빵(가장자리 부분을 토스트)	36KU/5g
	파스타(8분 삶음)	112KU/30g
	베이글	32KU/30g
	베이글(토스트)	50KU/30g
	빵·케이크	679KU/30g
	와플	861KU/30g
	콘플레이크	70KU/30g
	감자(25분 삶음)	17KU/100g
	프라이드포테이토(수제)	694KU/100g
	프라이드포테이토(음식점)	1,522KU/100g
	스위트포테이토	72KU/100g
	콘칩스	151KU/30g
	포테이토 칩스	865KU/30g
	쿠키(수제)	865KU/30g

고탄수화물 식품	포프콘	40KU/30g
	설탕(상백당)	0KU/30g
닭가슴살 (껍질 없음)	날고기	692KU/90g
	삶음(1시간)	1,011KU/90g
	구움(15분)	5,245KU/90g
	튀김(8분)	6,651KU/90g
	전자레인지에서 가열(5분)	1,372KU/90g
닭가슴살 (껍질 있음)	치킨가스(25분 튀김)	8,965KU/90g
	구이(45분)	5,418KU/90g
	치킨너겟	7,764KU/90g
돼지고기	뼈 있는 돼지고기 로스트(7분 구움)	4,277KU/90g
	살코기 로스트	3,190KU/90g
쇠고기 다짐육	비프햄버거 패티(6분 튀김)	2,375KU/90g
	비프햄버거 패티(음식점)	4,876KU/90g
육가공품	비프 로스트	5.464KU/90g
	프랑크푸르트 소시지(소고기 7분 데침)	6,736KU/90g
	소시지(돼지고기/전자레인지로 1분 가열)	5,349KU/90g
	베이컨(돼지고기/전자레인지로 3분 가열)	1173KU/13g
	햄(돼지고기)	2,114KU/90g

식품명		AGE 함유량
어패류	연어(생)	502KU/90g
	연어(10분 튀김)	1348KU/90g
	훈제연어	515KU/90g
	참치(날 것)	705KU/90g
	참치(25분 구움)	827KU/90g
	참치(간장에 절여서 10분 구움)	4,602KU/90g
	참치(오일통조림)	1,566KU/90g
	새우(마리네)	903KU/90g
	새우(마리네해서 바비큐)	1,880KU/90g
채소	브로콜리(데친다)	226KU/100g
	당근(생)	10KU/100g
	양파(생)	36KU/100g
	토마토(생)	23KU/100g
	생강(생)	49KU/10g
과일, 넛츠류 외	아보카도	473KU/30g
	바나나(생)	9KU/100g
	메론(생)	20KU/100g
	사과(생)	13KU/100g
	사과(구움)	45KU/100g
	건포도(건조)	36KU/100g
	무화과나무(건조)	799KU/30g
	올리브	501KU/30g
	아몬드(로스트)	1,995KU/30g
	캐슈너트(로스트)	2942KU/30g

계란	계란노른자(10분 삶음)	182KU/15g
	계란노른자(12분 삶음)	279KU/15g
	계란흰자(10분 삶음)	13KU/30g
	계란흰자(12분 삶음)	17KU/30g
	계란(계란프라이)	1237KU/45g
	오믈렛(올리브유로 구움)	101KU/30g
	스크램블드에그(올리브유로 구움)	73KU/30g
	포치드 에그(5분 삶음)	27KU/30g
두부	두부(생)	709KU/90g
	두부(삶음)	565KU/90g
	두부(기름으로 볶는다)	3,447KU/90g
유제품	우유	12KU/250ml
	우유(무지방)	1KU/250ml
	우유(무지방, 전자레인지로 3분 가열)	86KU/250ml
	모유	2KU/30ml
	버터	1324KU/5g
	마가린(식물유)	876KU/5g
	요쿠르트	10KU/250ml
	바닐라아이스크림	88KU/250ml
	미국산 프로세스치즈	2,603KU/30g
	미국산 프로세스치즈(저지방)	1,425KU/30g
	브리치즈	1,679KU/30g
	코티지치즈	1,744KU/120g
	크림치즈	3,265KU/30g
	체다치즈	1,657KU/30g

식품명		AGE 함유량
유제품	페다치즈	2,527KU/30g
	모짜렐라 치즈	503KU/30g
	파르메산 치즈	2,535KU/15g
	스위스산 프로세스치즈	1,341KU/30g
간식	이탈리안 파스타 샐러드	935KU/100g
	마카로니와 치즈(구움)	4,070KU/100g
	피자	6,825KU/100g
	치즈샌드위치(구움)	4,333KU/100g
수프	소고기수프	1KU/250ml
	치킨수프	3KU/250ml
	야채수프	3KU/250ml
조미료	토마토케찹	2KU/15ml
	머스타드	0KU/15ml
	간장	9KU/15ml
	식초	6KU/15ml
	발사믹식초	5KU/15ml
	화이트와인비네가	6KU/15ml
	마요네즈	470KU/5g
	마요네즈(저지방)	110KU/5g

조미료	엑스트라 버진 올리브유	502KU/5ml
	참기름	1,084KU/5ml
	카놀라유	451KU/5ml
	땅콩버터	2,255KU/30g
	프렌치 드레싱(라이트 타입)	0KU/15ml
	이탈리안 드레싱(라이트 타입)	0KU/15ml
	시저 드레싱	111KU/15ml
	사우전드 아일랜드 드레싱	28KU/15ml
음료, 술	코코아(설탕 넣음)	656KU/250ml
	코코아(설탕 없음)	511KU/250ml
	사과주스	5KU/250ml
	오렌지주스(통조림)	14KU/250ml
	야채주스	5KU/250ml
	커피(1시간 보온)	34KU/250ml
	커피(인스턴트)	12KU/250ml
	커피(드립)	4KU/250ml
	커피(우유 넣음)	17KU/250ml
	커피(설탕 넣음)	19KU/250ml
	콜라	16KU/250ml
	콜라(설탕 없음)	3KU/250ml
	홍차	5KU/250ml
	와인	28KU/250ml

마치며

늦은 때란 없다 오늘부터 시작하자!

마지막까지 나의 이야기에 귀 기울여줘서 고맙다. 나도 스스로 AGE를 축적하지 않도록 생활을 신경 쓰고 있다.

구체적으로는,

- 고기는 불고기가 아닌 샤부샤부를 선택한다.
- 밥을 너무 많이 먹지 않도록 하고, 채소를 듬뿍 먹는다.
- 기름은 엑스트라 버진 올리브유를 사용한다.
- 매일 살 빼는 효과가 있는 화이트와인을 즐긴다.
- 항AGE 작용이 있는 비타민 B군, 비타민 C, 비타민 E 등의 보충제를 매일 섭취한다.
- 자외선의 영향으로 AGE가 생기는 것을 막기 위해, 비 오는 날도 자외선 차단제를 바른다.

내가 만든 AGE 마키타마스크를 붙여 피부의 주름이나 기미, 늘어짐을 막는다. 이러한 나날의 노력 덕분에 환자분들은 "선생님의 피부는 반들반들하고 예쁘네요"라고 칭찬해줘서 기쁘다.

그러니까 '나이를 먹으니까 어쩔 수 없다'고 포기하지 말자. 우선 여러분도 지금까지의 식생활과 생활 습관을 재검토하는 것부터 시작하길 바란다.

만약 AGE를 늘리는 그런 생활을 하고 있다면 이 책을 활용하면서 할 수 있는 것부터 조금씩 개선해나가자. 항AGE 생활을 신경 쓰는 것만으로도, 외형이 젊어지는 것은 물론, 좋지 않았던 컨디션도 조금씩 좋아질 것이다. 언제까지나 아름답고 건강하게 오래 살길 진심으로 기원한다.

젊음을 유지하고 건강하게 사는
백년 식사

초판 1쇄 발행 2020년 7월 30일

지 은 이 | 마키타 젠지
옮 긴 인 | 이선이
발 행 처 | 이너북
발 행 인 | 이선이

편 집 | 심미정
마 케 팅 | 김 집
디 자 인 | 이유진

등 록 | 제 2004-000100호
주 소 | 서울특별시 마포구 백범로 13 신촌르메이에르타운 II 305-2호(노고산동)
전 화 | 02-323-9477 팩 스 | 02-323-2074
E-mail | innerbook@naver.com
블 로 그 | http://blog.naver.com/innerbook
페이스북 | https://www.facebook.com/innerbook

ISBN 979-11-88414-18-5 03510

* 책값은 뒤표지에 있습니다.
* 잘못되거나 파손된 책은 서점에서 교환해드립니다.

이 도서의 국립중앙도서관 출판예정도서목록(CIP)은 서지정보유통지원시스템 홈페이지(http://seoji.nl.go.kr)
와 국가자료종합목록 구축시스템(http://kolis-net.nl.go.kr)에서 이용하실 수 있습니다.
(CIP제어번호 : CIP2020025713)

이너북 Life 이너북출판사의 건강책 브랜드입니다.